DU TRAITEMENT

DES

CYSTITES SPASMODIQUES REBELLES

CHEZ L'HOMME

PAR LA DILATATION DU SPHINCTER VÉSICAL

PRATIQUÉE A LA FAVEUR D'UNE BOUTONNIÈRE PÉRINÉALE

PAR

M. Marius BOYMOND

DOCTEUR EN MÉDECINE

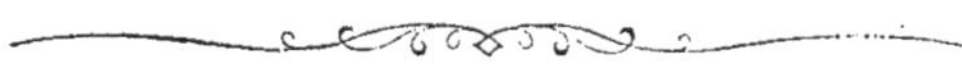

LYON

IMPRIMERIE DE LA PROVINCE

L. DUC & F. DEMAISON

Editeurs de l'Académie des Lettres de la Province

101, Grande rue de la Guillotière, 101

1882

DES

CYSTITES SPASMODIQUES

REBELLES

DU TRAITEMENT

DES

CYSTITES SPASMODIQUES REBELLES

CHEZ L'HOMME

PAR LA DILATATION DU SPHINCTER VÉSICAL

PRATIQUÉE A LA FAVEUR D'UNE BOUTONNIÈRE PÉRINÉALE

PAR

M. Marius BOYMOND

DOCTEUR EN MÉDECINE

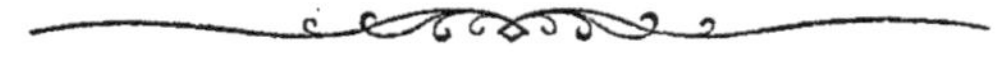

LYON

IMPRIMERIE DE LA PROVINCE

L. DUC & F. DEMAISON

Éditeurs de l'Académie des Lettres de la Province

101, Grande rue de la Guillotière, 101

1882

A LA MÉMOIRE DE MON PÈRE

A MA MÈRE

INTRODUCTION

L'idée de décrire et d'étudier comme sujet de notre thèse un nouveau procédé de traitement opératoire dans les cystites rebelles, nous a été suggérée par Monsieur Vincent, professeur agrégé à la faculté.

Heureux de travailler sous la direction de ce maître bien connu par ses nombreux travaux sur la vessie, nous avons profité des ressources que ses profondes connaissances en bibliographie et dans les langues mettaient à notre disposition, pour nous livrer avec ardeur à cette étude.

Qu'il nous soit permis, dès l'abord, de lui témoigner notre profonde reconnaissance pour les encouragements et les conseils qu'il n'a cessé de nous prodiguer.

Le procédé opératoire que nous proposons dans les cystites absolument rebelles aux traitements ordinaires, c'est la dilatation de la portion prostatique et du col de la vessie, à la faveur d'une boutonnière faite dans la région membraneuse.

Ce procédé n'est nouveau que dans son application au traitement de la cystite.

En examinant, d'une part, les résultats incomplets que donnait chez l'homme la dilatation par l'urètre et d'autre part les beaux succès obtenus chez la femme par le même procédé, l'idée est venue à M. Vincent de chercher à réaliser en quelque sorte chez l'homme ce qui se passe chez la femme. C'est alors qu'il nous proposa d'étudier la question de la dilatation par la boutonnière périnéale.

Loin de nous la prétention d'avoir fait un travail complet, sur une question aussi importante.

Notre seule pensée a été d'essayer de mettre en lumière les avantages qu'on pourrait retirer de ce procédé opératoire au double point de vue du traitement de la cystite et de l'exploration de la vessie.

Nous espérons que nos efforts ne seront pas inutiles

et que des maîtres plus autorisés, profitant de ces notions, sauront en tirer d'heureux résultats pratiques.

Notre travail est divisé en cinq chapitres.

Dans le premier, nous parlerons : 1° des causes de la cystite et particulièrement de la fissure vésicale analogue à la fissure anale ; 2° de la symptomatologie.

Dans le deuxième chapitre, nous étudierons séparément les différents procédés de traitement opératoire chez l'homme et chez la femme. Nous y exposerons notre procédé particulier ainsi que ses avantages.

Le troisième chapitre traitera des indications et des contre-indications du traitement opératoire.

Dans le quatrième, nous parlerons du manuel opératoire et des résultats fournis par nos expériences sur le cadavre.

Les objections qui pourraient nous être faites seront exposées dans le cinquième chapitre et nous essayerons de les réfuter de notre mieux.

Avant de terminer cette introduction, qu'il nous soit permis de remercier Monsieur le Professeur Ollier, de l'honneur qu'il nous a fait en voulant bien accepter la présidence de notre thèse.

CHAPITRE PREMIER

Parmi les cystites qui résistent absolument à tous les traitements employés, il en est qui appartiennent au corps même de la vessie, et d'autres plus nombreuses qui se fixent particulièrement sur le col.

Ces localisations ne sont pas absolues, surtout quand la cystite a duré un certain temps.

Rarement les affections chroniques sont exactement limitées à une partie de l'organe ; Il est plus ordinaire de voir la vessie tout entière participer dans un degré plus ou moins grand aux troubles survenus primitivement dans une de ses parties.

« La limitation de la cystite au col, dit Gosselin, est « plutôt une vue de l'esprit qu'une réalité pathologi- « que. »

Il est incontestable, cependant, qu'il peut y avoir prédominance de l'inflammation sur le col ou sur le corps, et c'est dans ce sens que nous comprenons les expressions de cystite du corps et de cystite du col. Cette dernière est très souvent consécutive à la première, elle lui succède et finit par prédominer tout à fait.

Nous croyons inutile de parler de la cystite du corps qui est admise par tout le monde.

La cystite du col a été niée par quelques auteurs comme une entité morbide ; elle est aujourd'hui parfaitement connue et démontrée. On désigne sous ce nom, l'inflammation aiguë ou chronique de la muqueuse et des tissus sous-jacents, inflammation plus ou moins limitée au col et accompagnée de spasmes et de contractures.

Nous n'avons en vue que la cystite chronique invétérée.

Les causes qui produisent la cystite du col sont multiples. L'inflammation précède-t-elle le spasme ou en est-elle la conséquence ? C'est ce qu'il est difficile de préciser dans un certain nombre de cas. La contracture douloureuse du sphincter vésical survient parfois sans cause appréciable. Quelques auteurs anglais ont donné à cette affection le nom de vessie irritable, et lui ont assigné des causes nombreuses mais qui ne semblent pas toujours suffisantes pour expliquer une affection aussi sérieuse.

On l'a regardée quelquefois comme une névrose placée sous l'influence d'un tempérament nerveux. Civiale en faisait une simple névralgie.

Le froid, et surtout le froid humide a été bien souvent invoqué. Le rhumatisme est presque toujours incriminé, quand le sujet est sous l'influence de cette diathèse. Il se ferait des poussées de fluxion rhumatismale du côté de la vessie.

M. Diday, dans une intéressante conférence qu'il nous fit, il y a quelques semaines à l'Hôtel-Dieu, se donnait lui-même comme exemple de ces singulières manifestations du rhumatisme et nous disait qu'il pouvait à volonté appeler la fluxion soit sur sa vessie, soit sur une articulation.

Comme confirmation de cette opinion, on a remarqué que souvent les malades atteints de ces formes de cystite avaient la constitution sanguine ou lymphatico-sanguine qui prédispose au rhumatisme.

Le passage d'une sonde ou d'une bougie, l'urine altérée provenant de lésions rénales, la blennorrhagie propagée au col, les diathèses goutteuses et arthritiques, les excès de coït et de boisson, la masturbation, sont regardés par beaucoup de praticiens comme jouant un rôle étiologique dans le développement de cette affection.

Le spasme de l'orifice anal, la grossesse et surtout les déplacements de l'utérus, comme il nous a été donné de le constater dans trois observations du service de M. Laroyenne, sont quelquefois cause de cystites spasmodiques très tenaces.

L'opinion qui aujourd'hui tend de plus en plus à être généralement admise est celle de M. Tillaux. Cet auteur pense que le spasme et la contracture dans les cystites du col, sont dus à de petites ulcérations, à des fissures cachées dans les plis radiés de la muqueuse, dans les freins du veru-montanum.

Ainsi formulée, la proposition de Tillaux est trop

restreinte, car ce ne sont pas là les seules lésions qu'on y puisse rencontrer.

Y a-t-il toujours lésions anatomiques? Telle serait la proposition à démontrer.

Comme il existe encore des divergences d'opinion sur ce point, parmi les chirurgiens, il nous paraît important de rechercher sur quelles bases on peut édifier une démonstration de cette doctrine, car la thérapeutique découle nécessairement de la conception pathogénique adoptée.

Il nous semble qu'on peut emprunter à la clinique, à l'anatomie pathologique et à certaines analogies, des arguments en faveur de la proposition qu'il existe toujours une lésion anatomique dans le spasme, dans la contracture du col de la vessie, en d'autres termes, qu'il n'y a pas une symptomatologie spasmodique sans lésions matérielles quelconques.

A. Arguments empruntés à la clinique.

Quand on observe avec soin les symptômes de la cystite spasmodique du col, on est frappé de deux faits dont l'interprétation ne nous semble pas difficile :

Le premier, c'est l'apparition de quelques gouttes de sang dans les derniers efforts de la miction.

D'où provient ce sang? Est-ce le résultat d'une exhalation sanguine au travers des vaisseaux sans rupture? cela n'est point possible; il doit provenir forcément de la solution de continuité de vaisseaux de la région du col, car l'issue du sang se produit à la fin de la miction dans les derniers efforts.

D'un autre côté, peut-on admettre que des vaisseaux dans les conditions ordinaires puissent se rompre ?

Ces accidents sont difficilement admissibles, il faut que ces vaisseaux soient congestionnés et rendus friables : or l'inflammation seule peut amener ce résultat.

Dans ce seul fait de l'hémorrhagie, nous trouvons la preuve d'une inflammation antérieure et la preuve d'une solution de continuité.

Le deuxième fait, c'est la douleur qui coïncide avec la miction, douleur vive, tenace et qui s'irradie en plusieurs sens. A peine quelques gouttes d'urine se sont-elles accumulées dans le bas-fond vésical, qu'immédiatement le reflexe spasmodique est mis en jeu et l'expulsion de ces quelques gouttes d'urine se fait au milieu d'atroces souffrances. Il faut, pour comprendre cette douleur, une lésion toute particulière et il nous semble très logique d'admettre que des excoriations de la muqueuse ont mis à découvert ou tout au moins protègent moins efficacement quelques filets nerveux. Ces filets dénudés s'irritent et deviennent le point de départ de reflexes douloureux qui produisent le spasme et la contracture.

Chassagnac (*Dictionnaire encyclopédique*), déclare qu'il ne peut y avoir de sphinctéralgie spasmodique sans fissure.

B. Arguments tirés de l'anatomie pathologique.

L'anatomie pathologique nous fournit un autre ordre de preuves.

Dans toute cystite, soit du corps, soit localisée au col, quelle qu'en soit la cause, on remarque tout d'abord des changements de coloration.

La muqueuse gris-blanchâtre à l'état normal est le siége d'arborisations vasculaires plus ou moins intenses et étendues. Ces arborisations sont accompagnées d'un piqueté ecchymotique, conséquence de ruptures vasculaires.

Elles sont plus fréquemment situées au niveau du col. Dans cette même région, on rencontre quelquefois de petites vésicules saillantes qui contiennent un mucus transparent ou un peu louche ; elles sont disposées comme une couronne autour du col, la muqueuse qui les entoure, fortement congestionnée, est épaissie, tomenteuse et se laisse facilement desquamer et exulcérer. Le contact de l'urine aggrave encore l'irritation locale et l'ulcération se produit.

Dans la cystite tuberculeuse, le processus est différent. Il y a fonte du tubercule qui laisse une perte de substance ; bien plus, alors même que l'ulcération tuberculeuse ne s'est pas encore produite, la présence seule du tubercule à l'état d'évolution suffit pour amener un reflexe spasmodique. Ce ne 'sont pas là les seules lésions qu'on puisse rencontrer dans les cystites du col.

Les autopsies et les opérations pratiquées sur des malades qui présentaient les symptômes de spasmes du col, ont permis, dans bon nombre de cas, de démontrer que des tumeurs, des lésions de forme et de nature diverses étaient la seule cause de tous les symptômes de cystite.

Spiegelberg de Breslau *(Revue des sciences médicales* 19 avril 1875 VI. page 691,) constate de visu une ulcération fissuraire de 2 centimètres de long chez une femme dont il venait de dilater le canal pour un spasme.

Heïm Vogtlim rapporte deux observations de papillômes de la vessie, accompagnés de spasmes, chez des femmes âgées l'une de 64, l'autre de 54 ans, ces tumeurs étaient l'une comme une noix, l'autre comme un œuf de poule.

Dans un autre cas, le même auteur découvre au moyen de la dilatation de l'urètre un fibro-sarcome chez une femme de 56 ans.

Grattage de la tumeur.

En 1870, Lawson Tait *(Lancet,* vol. II, page 738). trouve un ulcère perforant.

Keyes (*Médicinal record de New-Yorck,* 4 septembre 1880) trouve des concrétions phosphatiques et un lobe de la prostate très-hypertrophié.

Dans un second cas, il trouve une humeur pédonculée. Une autre fois, c'est une hydronéphrose qui entretient un spasme reflexe.

Hewetson rencontre aussi une tumeur.

Certains opérés de lithotritie conservent des spasmes qui sont dus sans doute à quelque lésion ou déchirure produite par les instruments ou à la présence de petits calculs qui ne sont pas sortis.

Avant l'opération, on aurait pu croire que ces malades avaient des cystites essentielles, car rien ne faisait prévoir la présence de ces tumeurs qui étaient cependant la cause des contractures spasmodiques. Plus tard, si ces opérations se multipliaient, on trouverait sans doute presque toujours la raison anatomique des spasmes qu'on avait rattachés jusqu'alors à des influences nerveuses.

Nous sommes loin, cependant, d'exclure toute influence nerveuse dans certaines formes de cystite. Il peut exister, surtout chez les femmes névropathes des spasmes qui tiendraient à des lésions irritatives de la partie inférieure de la moelle (d'où partent les nerfs qui se rendent au col de la vessie, d'après Vulpian).

C. Arguments fournis par l'analogie du spasme anal avec le spasme vésical.

Si nous établissons un parallèle entre les affections spasmodiques des sphincters de l'anus et de la vessie, nous trouvons entre elles les plus frappantes analogies.

Les symptômes qui prédominent dans les deux affections, sont le spasme et la douleur, ils suivent la même marche progressive. La contracture ordinairement ne survient pas comme phénomène initial. Le malade commence à ressentir quelques douleurs, à avoir de la difficulté dans la défécation, puis le spasme, d'abord peu considérable, s'accentue de jour en jour et finit par devenir le symptôme capital.

La contracture et la douleur s'entretiennent mutuellement et s'augmentent par les exacerbations de l'une ou de l'autre.

Les choses se passent absolument de même dans la vessie.

Les conséquences de la douleur et du spasme dans les deux affections présentent une grande analogie, la constipation pour le rectum, la rétention d'urine pour la vessie.

L'exploration physique dans les deux cas démontre le même fait. Le doigt est serré dans la contracture anale, comme la sonde l'est dans la contracture vésicale.

L'analogie se poursuit jusque dans les causes. Dans le spasme anal, ce sont des tumeurs, des ulcérations, des variquosités, des tubercules, des fissures qui entretiennent et sont la cause de la maladie.

Dans la vessie, l'anatomie pathologique a mis sous nos yeux des tumeurs, des ulcérations, des variquosités. Quand on ne rencontre pas de tumeurs ou d'autres lésions appréciables, il est probable qu'il existe une fissure qui entretient le spasme. C'est ce que l'observation clinique nous a permis de conclure logiquement.

L'analogie est donc complète et nous permet de conclure à l'application du même traitement.

Les causes de la cystite nous semblent suffisamment démontrées. Il nous reste à en tracer rapidement les caractères dans les formes rebelles.

Il a pu paraître exagéré de parler dès le début d'un traitement opératoire. Aussi, nous nous hâtons de dire que nous n'avons en vue que les formes absolument rebelles aux traitements médicaux.

Nous allons essayer d'en tracer rapidement les symptômes les plus saillants.

SYMPTOMATOLOGIE

Quelle que soit la cause qui donne lieu à la cystite du col, les symptômes sont à peu de chose près toujours les mêmes, mais présentent une intensité plus ou moins grande, selon le degré de l'affection.

Les deux symptômes principaux qui permettent de conclure au diagnostic de cystite spasmodique du col sont :

1° Des envies fréquentes d'uriner ;

2° Une douleur très vive, surtout à la fin de la miction. Les dernières gouttes d'urine sont brûlantes et accompagnées d'un peu de sang.

Souvent, l'affection a dans ses débuts une marche insidieuse, le malade ressent quelques vagues douleurs derrière le pubis, douleurs qui s'irradient au gland et au périnée. Elles augmentent peu à peu d'intensité, sont continues ou ne se font sentir que par crises.

Quelquefois l'affection se déclare tout à coup à la suite d'un excès, d'une fatigue, d'un refroidissement, etc. Des souffrances soudaines et intenses éclatent et s'accompagnent d'un impérieux besoin d'uriner. Le malade a à peine le temps de prendre un vase ou de se rendre à un urinoir, avant que l'urine ait commencé à s'écouler.

Dans les cas les plus ordinaires, la douleur est réveillée

par la miction. Au moment où le malade va uriner, on voit son visage se contracter douloureusement. Veut-il parler, il interrompt brusquement la phrase commencée pour la reprendre un moment après, et s'interrompre de nouveau.

Ces crises douloureuses se renouvellent à tout instant, car un des symptômes qui ne fait jamais défaut dans cette douloureuse affection, c'est le besoin pour ainsi dire incessant d'uriner.

A peine quelques gouttes d'urine viennent-elles au contact de la muqueuse enflammée ou exulcérée, que le reflexe spasmodique est immédiatement mis en jeu. S'il est des malades qui peuvent retenir leurs urines une demi-heure ou une heure, on trouve, par contre, de ces infortunés qui toutes les dix ou cinq minutes, et le jour et la nuit, émettent quelques gouttes d'urine au milieu des plus atroces souffrances.

Un malade de M. Ollier, couché au n° 19, salle Saint-Sacerdos, affecté d'une cystite tuberculeuse, souffre depuis quinze mois. Ses mictions, qui se répètent toutes les dix minutes, sont excessivement douloureuses. Il éprouve la sensation d'une épreinte convulsive, il lui semble que sa verge elle-même se contracte et se replie.

Tillaux cite l'observation d'une femme atteinte de cystite du col, qui était obligée de se tenir constamment sur une chaise, avec un bassin, comme une gâteuse, tant les mictions étaient fréquentes.

Il nous souvient d'avoir vu, pendant notre service militaire comme infirmier à l'hôpital de la Charité, un jeune sous-officier atteint de cystite tuberculeuse du col. Le malheureux restait des heures entières accroupi sur

son vase et en proie à des douleurs si atroces, qu'il de-
mandait la mort à grands cris. Il finit par succomber
dans le marasme et l'épuisement.

Le caractère de spasme et de douleur se présente avec
une telle intensité dans cette affection, qu'il est peu de
maladies qu'on puisse lui comparer au point de vue de
la souffrance.

Mais cette douleur si vive, qui ne laisse ni repos ni
sommeil, n'est pas encore ce qui préoccupe le plus.

Dans les premiers temps, l'affection, quelque pénible
qu'elle soit, ne retentit presque pas sur l'organisme du
malade. Peu à peu, cependant, la santé s'altère, les exacerbations de la maladie se répètent en se rapprochant
de plus en plus, l'appétit se perd, les fonctions digestives sont en souffrance, la soif est vive, la langue sabur-
rale, le malade découragé, en proie aux plus cruelles
insomnies, est dans un état fébrile dont il n'a pas cons-
cience, il maigrit, perd ses forces et se préoccupe uni-
quement de sont état.

Des lésions sérieuses ne sont pas encore établies, mais
un grand danger menace le malade et oblige le praticien à une intervention prompte et énergique, s'il veut
qu'elle soit efficace.

Tous les soins médicaux n'ont fait que pallier les accidents sans en arrêter la marche; l'unique ressource, la
seule planche de salut, c'est de couper le mal dans sa
racine, c'est de faire cesser le spasme.

En effet, la contraction spasmodique du col, à elle
seule, par sa marche progressive et ascendante est une
cause capable de déterminer des lésions incurables des
urétères et des reins.

Ces lésions, en prenant pied dans l'organisme, s'accompagnent de symptômes généraux excessivement sérieux : les malades perdent complètement leurs forces, les fonctions digestives s'abolissent, la diarrhée survient et avec elle, un amaigrissement profond. La fièvre s'allume, les accès, en se rapprochant, indiquent que la maladie fait de rapides progrès. L'urine est trouble et chargée de dépôts purulents, les lésions rénales peuvent arriver à suppuration, comme le démontrent les autopsies et entre autres, celle faite à l'hôpital Necker, dans le service du docteur Civiale. Les reins étaient complètement transformés en poches purulentes.

Dans une de nos expériences nous trouvâmes à l'ouverture de la vessie, une muqueuse d'un gris jaunâtre, tomenteuse, à aspect purulent, d'où se détachaient des grumeaux de pus demi-concrétés. Toutes les couches étaient épaissies, les fibres musculaires avaient subi une hypertrophie générale, l'urétère droit avait la dimension de l'index d'un adulte et cela, jusqu'aux bassinets et au rein. Ce dernier, ouvert par une incision, laissa écouler un flot de pus jaunâtre et crémeux. Les lésions sur l'urétère gauche ne remontaient qu'à deux ou trois centimètres et le rein était simplement congestionné.

Les lésions rénales arrivent rarement à ce degré avant que les accidents urémiques n'aient terminé la scène.

Dans les cas ordinaires, le malade que les secours de la médecine ont été impuissants à soulager va s'éteindre, graduellement miné par la fièvre, l'insomnie et l'urémie; à ces causes déjà trop nombreuses, l'hypochondrie et le morphinisme viendront ajouter leur funeste influence et le pauvre patient finira par succomber dans le marasme et la cachexie la plus absolue.

La durée de la maladie, dit Dolbeau, est sujette à quelques variations en rapport avec la constitution des malades. Elle est subordonnée à la nature des accidents secondaires qui se développent.

En moyenne, la contracture du sphincter de la vessie met de trois à huit ans pour parcourir ses différentes périodes.

CHAPITRE SECOND

DU TRAITEMENT OPÉRATOIRE

Pour étudier avec ordre et apprécier à leur juste valeur, les différentes opérations dont l'ensemble compose le traitement chirurgical de la cystite spasmodique, il importe de les diviser méthodiquement suivant les divers procédés employés et de les étudier séparément chez l'homme et chez la femme.

Dans ce but, nous suivrons dans la première partie de ce chapitre, l'ordre suivant, adopté par M. le professeur-agrégé Vincent dans le tableau de son cours sur la cystite chronique :

OPÉRATIONS

I

CHEZ L'HOMME

Dilatat. du col
- A par voie urétrale.
- B par voie périnéale — en faisant une boutonnière médiane ou transversale avec le thermo-cauthère.

Cystotomie
- A simple.
- B combinée avec dilatation.

II

<table>
<tr><td rowspan="2">CHEZ la FEMME</td><td>Dilatation</td><td>A lente.
B brusque</td><td>1· sans débridement.
2· précédée de débridement du méat.</td></tr>
<tr><td>Cystotomie</td><td>A colpo—cystotomie simple.
B colpo-cystotomie</td><td>avec excision et mise à demeure d'une canule pour entretenir une fistule.</td></tr>
</table>

Dans la seconde partie, nous essayerons d'interpréter les faits et d'expliquer leur effet curateur.

PREMIÈRE PARTIE

Les opérations pratiquées sur le col de la vessie, se divisent en deux grands paragraphes.

Dans le premier, nous parlerons des opérations faites chez l'homme ; le second comprendra les opérations pratiquées chez la femme.

§ PREMIER

DES OPÉRATIONS PRATIQUÉES SUR LE COL DE LA VESSIE CHEZ L'HOMME

Toutes les opérations faites sur le col de la vessie peuvent se diviser en deux grandes classes, selon qu'elles ont pour but de rompre le spasme en dilatant le sphincter, ou de sectionner ce même sphincter. D'où deux procédés opératoires : *La Dilatation* et *la Cystotomie.*

A. Dilatation du col et de la portion prostatique par :

1° L'URÈTRE

Il est, en pathologie chirurgicale, un fait parfaitement démontré, et nous ajouterons déjà connu par les chirurgiens les plus anciens, c'est qu'il suffit de rendre à un muscle contracturé sa longueur normale à l'aide de manœuvres énergiques, mais méthodiques, pour voir disparaître immédiatement tous les phénomènes auxquels donnait lieu cette contracture.

La plupart des muscles circulaires sont susceptibles de se contracturer et toutes ces contractures sont guéries par la dilatation.

L'œsophagisme, le vaginisme ne résistent pas à une dilatation bien conduite.

M. le Professeur Gayet traite avec succès le spasme des paupières en dilatant avec force le muscle orbiculaire.

Le spasme du col vésical entre nécessairement dans la même catégorie et est susceptible du même traitement.

Déjà en 1540, Marianus Sanctus Barolitanus, dans son livre *(De lapide vescicæ*, page 65) s'occupe de la dilatation brusque dans le spasme douloureux de la vessie et donne le dessin d'un instrument à deux branches articulées comme des ciseaux. Le but de cet instrument est de faire cesser le spasme du col produit par le froid et ayant amené une rétention d'urine.

Le texte latin du livre de Marianus semble assez explicite sur ce point :

Rostrum arcuatum appello, a similitudine rostri animalis..... Tantæ esse debet longitudinis quanta ut ipsuis mentulæ elongatio' ad hoc ut collum vesicæ explicet dilatando.

C'est là, nous le croyons, un des premiers instruments directement applicables au col, dont il soit fait mention.

Après 1540, l'idée de la dilatation dans les spasmes que Marianus avait appliquée pratiquement, entre dans le domaine commun de la chirurgie et c'est surtout la dilatation, par le moyen de sondes progressivement augmentées de calibre, qui est en honneur. Aucun fait remarquable n'avait été signalé et la dilatation restait un peu dans l'ombre, lorsqu'elle fut remise en pleine lumière dans ces derniers temps par les soins de chirurgiens éminents.

L'arsenal chirurgical, s'enrichit de nombreux instruments.

Pour n'en citer que quelques-uns, nous indiquerons :

Le dilatateur de Montain et Rigaud plus ou moins modifié.

Le dilatateur de Civiale et Maisonneuve.

Le dilatateur de Pérève.

Le dilatateur de Michelena, modifié par M. Horand et que les Anglais appellent le dilatateur de Lyon.

Le dilatateur de Tompson.

Tous ces instruments diffèrent très peu entre eux.

Leur action pour la plupart porte beaucoup plus sur le

canal de l'urètre que sur le col même. Ils ont donné de bons résultats dans les rétrécissements du canal, mais ils sont complètement insuffisants dans les spasmes et les contractures du col.

Cependant M. Horand affirme qu'il a pu soulager beaucoup un spasme chez un tuberculeux à l'aide de son instrument.

En 1871, Mercier propose un instrument pour comprimer et sectionner les valvules du col vésical (Reliquet, *Opérations sur les voies urinaires*, page 443).

Cet instrument a donné des résultats heureux dans plusieurs circonstances.

Nous trouvons dans la thèse de Sebeaux, 1876, une observation où il fut employé avec succès :

G. S..., âgé de 36 ans, souffrait depuis huit ans ; besoins fréquents d'uriner, efforts inutiles d'expulsion, vives douleurs au gland. Urine claire et acide, pouls fébrile, physionomie souffrante.

Ni calculs, ni hémorrhoïdes, ni tumeur prostatique. Quinine, narcotiques, courants électriques, tout fut employé sans résultat.

On pratique la dilatation et l'incision du col avec le dilatateur prostatique Mercier. Suites simples, sauf accès fébrile, intense le troisième jour.

Après vingt-cinq jours, le malade délivré de tous ses malaises put être considéré comme guéri.

Dans cette observation, il est à remarquer que l'on n'agit point simplement par la dilatation. Ce fut plutôt une section suivie de dilatation.

Dans la même thèse de Sebeaux (1876, observation XIXᵉ), que nous citons à l'article *Cystotomie*, nous voyons que la dilatation forcée du col par l'urètre échoue complètement et donne un résultat plutôt défavorable qu'avantageux.

Tillaux peut être considéré comme le principal promoteur de ce procédé de dilatation. Ce fut lui qui régularisa la méthode en se basant sur l'explication théorique que nous avons donnée du spasme, c'est-à-dire sur la fissure.

En 1873, Tillaux recommande la dilatation, soit à l'aide de grosses sondes, soit avec son dilatateur particulier.

Il cite deux cas favorables. (*Bulletin général de thérapeutique* 1873).

Son élève, M. le docteur Sockeel dans sa thèse de doctorat (1874), faite sous l'inspiration du maître, péconise vivement et la théorie et l'instrument de Tillaux.

Un autre de ses élèves, le docteur Laforest, dans sa thèse intitulée : *Contribution à l'étude des cystites du col*, recommande surtout la dilatation par le massage à l'aide de sondes progressivement augmentées de calibre. Cependant, il dit que ce procédé ne réussit pas toujours, et pour parer aux accidents dans la cystite à forme nerveuse on a été conduit assez souvent à pratiquer la section des sphincters.

On trouve dans la thèse de Laforest de nombreuses observations, où le massage par les bougies Benique a amené un bon résultat. Comme il serait trop long de les rapporter ici dans tous leurs détails, nous ne ferons qu'indiquer sommairement celles qui se rapportent le mieux à notre sujet.

Observation XXII. Cystite subaiguë du col, bougies molles 23, 24, 25, guérison.

Observation XXIII. Hôpital Beaujon, service de Dolbeau. Extrait de la thèse de Hevia.

Cystite du col, bougies Benique 36, 37 : guérison.

Observation XXIV. Cystite chronique, bougié 29, 30 : guérison incomplète.

Observation XXV. Cystite avec spasme, bougies, 24, 25 : guérison.

Observation XXVII. Cystite avec spasme et contracture : amélioration.

Les observations de guérison de spasme par la dilatation à l'aide de sondes sont des plus communes ; tous les chirurgiens qui se sont occupés des maladies des voies urinaires sont unanimes sur ce point. Mais ce traitement est loin de réussir toujours et Tillaux, lui-même, après avoir proposé et essayé son dilatateur, nous dit dans son traité d'anatomie topographique que les observations qu'il possède ne sont pas assez concluantes, et que la méthode a encore besoin de la sanction de l'expérience.

L'insuffisance de la dilatation et les insuccès qu'on a signalés, peuvent trouver leur explication dans la manière même d'agir de ces instruments. Ainsi, dans le dilatateur de Tillaux, le défaut de l'instrument vient de ce que par sa forme même, il ne reste pas appliqué sur le col pendant la dilatation, il fuit dans la vessie.

Le col glisse sur le plan incliné en avant, et il ne se produit qu'une action insuffisante, pour ne pas dire incertaine.

L'instrument de Mercier n'agit que sur un point trop limité, suivant un seul axe.

4

Le dilatateur en poche de baudruche de Physic, de Philadelphie, se distend au moyen d'une injection, mais il est facile de comprendre qu'il n'a pas une puissance suffisante pour rompre la contracture ; il se laisse déprimer en sablier et n'obtient ainsi aucun effet utile.

Il ressort de toutes ces observations et des expériences faites avec les divers instruments que nous avons cités, plusieurs faits dignes de remarque.

C'est d'abord l'extrême difficulté qu'il y a à bien localiser la dilatation sur le col.

Cette dilatation, sous peine d'être inutile, doit être poussée assez loin pour rompre le spasme. Elle doit être faite d'une façon également excentrique, c'est-à-dire que l'action dilatatrice doit porter avec la même force sur tous les points de la périphérie du canal à dilater, et ce qui prouve la vérité de cette assertion, c'est que, jusqu'ici, ce sont les sondes à gros calibres qui ont donné les meilleurs résultats.

Leur action, en effet, porte sur toute la périphérie.

La dilatation est certainement le meilleur procédé opératoire, dans tous les cas de spasmes et de contracture. Les beaux résultats fournis par la dilatation chez la femme suffiraient pour le prouver. Mais la difficulté d'opérer une dilatation efficace par le canal de l'urètre est la seule cause des insuccès et la seule raison qui ait poussé les chirurgiens à faire, dans bien des cas, la section des fibres du col.

2º PAR LE PÉRINÉE

Au moyen d'une boutonnière périnéale dans la région membraneuse, boutonnière à travers laquelle on introduit un instrument lithotriteux.

La dilatation de la portion prostatique et du col de la vessie à travers une boutonnière périnéale, comme temps de la taille, est très ancienne. Son histoire est celle de la taille par le grand appareil, ou méthode de Marianus.

Inventée vers l'an 1500 par Jean des Romains, elle fut publiée et divulguée par son élève Marianus Sanctus.

Elle devint plus tard l'apanage de la famille des Collots, pour lesquels Louis XI créa la charge de lithotomistes du roi.

La dilatation était certainement le temps le plus important de l'opération par le grand appareil. Aussi, elle fut étudiée avec le plus grand soin, et, lorsque des empiriques ignorants voulurent opérer des calculs en négligeant de faire la dilatation selon les règles tracées par les maîtres, ils n'obtinrent que des résultats désastreux.

. Deschamps, dans son *Histoire de la Taille*, fait une longue énumération des accidents qui ont pu survenir, et il n'est pas loin de condamner la méthode.

Cependant, dit Ledran, les accidents seraient réduits à peu de chose, si on opérait lentement, si on avait beaucoup de précautions et de prudence dans la dilatation.

Collot faisait, avec raison, consister tout le succès de

son opération dans la manière de dilater les parties. En présence des insuccès qu'on lui signalait, il voyait avec peine qu'on avait abandonné le dilatatoire, dans l'usage duquel il mettait toute sa confiance : « Sans lui, dit-il, on ne fait rien de bon ; cet instrument, bien conduit, fait tout. »

Aussi la préoccupation constante des chirurgiens, c'est de régulariser la dilatation, d'en étudier les ressources.

Guérin , de Bordeaux , vers l'époque où parut le remarquable ouvrage de Collot, cherche de son côté à rendre la dilatation plus lente et plus sûre.

En 1727, Douglas conseille de dilater l'ouverture avec la gentiane.

Allarton, Elliot, Fergusson, etc., s'occupent vivement de cette question, et leurs procédés aboutissent, en fin de compte, à l'opération de Dolbeau, dont nous parlerons au chapitre du Manuel opératoire, car c'est le premier temps de cette opération que nous voulons appliquer au traitement du spasme et de la contracture du col vésical.

Si, comme nous avons pu nous en convaincre par ce rapide historique, la dilatation pour l'extraction de calculs remonte à des temps très éloignés. Il n'en est point de même de l'application de ce procédé au traitement de la cystite spasmodique du col.

Lorsque M. le professeur agrégé Vincent, au commencement de cette année scolaire, voulut bien nous proposer ce sujet d'études pour notre thèse et nous indiquer les avantages théoriques qui résultaient de la dilatation par une boutonnière dans la région membraneuse, pour guérir des cystites spasmodiques rebelles, nous recherchâmes dans les auteurs français et étrangers, si ce traitement opératoire avait déjà été mis en pratique.

Après les plus laborieuses recherches, nous reconnûmes que la priorité de l'application de ce procédé opératoire, appartenait au docteur Joseph Howe qui, dans le *Médical Record*, publie les observations suivantes recueillies dans son service à Saint-Francis-Hospital.

Elles sont des plus nettes et des plus intéressantes, au point de vue qui nous occupe :

Un homme âgé de dix-huit ans entrait à St-Francis-Hospital, le 26 décembre 1878, souffrant d'une cystite qui datait de six mois.

Le jour de son admission, il urinait toutes les quinze minutes et se plaignait d'une extrême souffrance, avant, pendant et après la miction, et cela depuis le commencement de la maladie. L'examen de l'urine révélait beaucoup de pus et de mucus. Des suppositoires d'opium et de belladone furent ordonnés et ne produisirent qu'un soulagement de quelques heures.

D'autres moyens furent mis en œuvre sans aucun résultat. Le patient maigrissait, ne pouvait dormir et souffrait beaucoup. On pensa qu'il serait bon d'ouvrir la vessie à travers le perinée, afin de permettre à cet organe de se reposer. Une incision fut faite sur la ligne médiane et prolongée jusqu'à la portion prostatique de l'urètre. Le col de la vessie fut alors dilaté suffisamment pour permettre l'introduction de l'index et du médius.

La vessie fut lavée à travers l'incision avec une solution d'acide phénique 1/40. Le jour qui suivit l'opération, toute souffrance cessa et quoique la température se maintînt à 39 ° pendant trois jours, le patient *(made a good recovery from the operation)* se releva très bien de son opération, la cystite diminua. Il reprit de l'embonpoint et de la force.

Le docteur Howe rapporte que deux opérations semblables pratiquées at Charity Hospital ont donné les
mêmes bons résultats.

Ce sont là, nous le croyons, les premières opérations
méthodiquement faites dans le but de guérir la cystite, à
moins que nous ne prenions comme telle une opération
de Collot, rapportée par Deschamps, dans le tome 1er de
son *Traité historique,* page 181, observation 70.

M. Simon, trésorier de France, à Soissons, avait été, dit
Collot, l'espace de plusieurs années dans une indisposition
causée par la vessie, laquelle ne se déchargeait pas suffisamment des eaux qu'elle contenait ; le surplus, par son séjour, lui
occasionnait plusieurs accidents différents, mais le plus souvent
des chaleurs qui lui donnaient la fièvre, la cicatrice d'un ulcère
qu'il avait eu à cette partie dans sa jeunesse causait cette
indisposition. Il s'était servi de bougies et de médicaments,
mais il n'avait pu obtenir une guérison parfaite. Je lui fis donc
une ouverture au périnée pour donner la liberté à la vessie dont
le col était étranglé. Je voulus par là lui conserver quelques
restés d'une vie moins douloureuse, en donnant issue aux
matières purulentes qu'il rendait avec peine par la verge. Le
malade, après l'opération, passa quelques mois avec tranquillité,
mais la maladie était trop violente et cette bonace ressembla
à une lampe qui s'éteint tout-à-fait lorsqu'elle paraît se rallu-
mer.

Cette observation, n'est pas à proprement parler une
dilatation. Elle se rapproche de notre procédé en ce sens
que la boutonnière périnéale a été faite pour guérir une
cystite, comme il ressort du texte ; on a pratiqué quelquefois cette boutonnière, mais l'observation de Howe
est la seule où l'opération ait été faite telle que nous la
proposons.

M. le professeur agrégé Vincent, au mois d'avril, dans son cours à propos du traitement de la cystite chronique, parlant de la méthode de Simon qui permet de faire avec le doigt l'exploration de la vessie après une dilatation méthodique, énumérait les magnifiques résultats donnés chez la femme dans les cas de cystite et d'irritabilité, et émettait cette judicieuse remarque que si l'on pouvait en quelque sorte réaliser chez l'homme les mêmes conditions que chez la femme, on arriverait certainement à des résultats semblables.

L'opération que nous proposons réalise dans la mesure du possible ce desideratum.

La dilatation par l'urètre ne pouvant donner des résultats entièrement satisfaisants, nous cherchons une autre voie de dilatation et nous assimilons autant que faire se peut, les organes urinaires de l'homme à ceux de la femme. Par la boutonnière de la région membraneuse, nous supprimons pour ainsi dire le canal de l'urètre et nous pouvons agir ainsi directement sur le col, les mêmes instruments que chez la femme peuvent être employés. Nous nous trouvons ainsi dans les mêmes conditions que Simon et nous pouvons comme lui explorer la vessie, faire le diagnostic des corps étrangers et des calculs, les broyer et les extraire, faire le diagnostic des maladies de la muqueuse vésicale, de la fissure, etc., et les traiter.

A part la petite plaie urétrale, les conditions sont les mêmes.

Les instruments de dilatation sont assez nombreux.

Parmi les plus usités et les plus commodes, nous pouvons citer :

Le dilatateur à trois branches de Weiss, qui ressemble entièrement à notre dilatateur d'Ambroise Paré.

Le dilatateur de Demarquay, qui a la forme d'un petit spéculum à trois valves.

Le dilatateur de Duplay et Guyon, auquel on peut faire le même reproche qu'à celui de Physic, de Philadelphie.

Le dilatateur de Malleworth.

Le dilatateur d'Arnott.

Et enfin, le dilatateur de Dolbeau, qui nous semble réunir toutes les conditions les plus avantageuses pour notre opération.

La dilatation est poussée jusqu'à la facile introduction du doigt, et si elle ne suffit pas, M. Vincent propose de la compléter avec un spéculum virginis de dimensions un peu réduites.

B. Cystotomie chez l'Homme.

Dans son acception générale, le mot de *cystotomie* veut dire section de la vessie ; mais nous nous servons de cette expression dans un sens plus restreint, comme un des temps de la taille ordinaire.

Dolbeau, dans ses leçons de clinique chirurgicale, en 1867, après avoir parlé du traitement médical et avoir reconnu sa complète impuissance dans les cas qui nous occupent, ajoute : « Le moyen radical, c'est la « section des plans musculaires dont la contraction est « devenue permanente. La pathologie comparée et

« l'expérience prouvent la valeur de cette opération
« pratiquée de bonne heure. »

Il cite le fait d'un médecin de la capitale qui subit, en
toute connaissance de cause, l'opération de la taille pour
remédier à une contracture et guérit radicalement.

La taille, toujours d'après le même auteur, est une
opération simple quand il n'y a pas de calculs à sortir ;
mais il faut recourir à ce moyen avant que se soient
développés les accidents qui sont la conséquence de la
contracture.

Telle est l'opinion d'un maître dont on ne récusera
certainement pas la compétence en pareille matière.

Cependant, il n'accepte la cystotomie que comme
une dernière ressource, lorsque la dilatation a été insuffisante ou impossible.

Bien avant d'être ainsi érigée en méthode de traitement, la cystotomie avait déjà été appliquée au traitement de la cystite.

L'attention des chirurgiens paraît avoir été attirée
sur cette méthode par quelques résultats heureux qui
avaient suivi des erreurs de diagnostic.

Des cystites, accompagnées de tout le cortège de
douleurs, d'insomnies, d'abattement physique et moral,
résistaient à tous les efforts de la thérapeutique la plus
intelligemment conduite. Les chirurgiens, croyant à
l'existence de calculs, que la sonde était impuissante à
révéler, pratiquaient la taille. Ne trouvant rien, ils reti-
raient leurs instruments, faisaient quelques injections,
et, après cette seule opération, voyaient leurs malades
guérir rapidement et tous les symptômes graves dispa-

raître. Mis en éveil par ces cas heureux, ils sont entrés dans la voie de l'expérimentation, et la cystotomie, appliquée d'une façon méthodique, a donné dans bien des cas les plus heureux résultats.

Le Français Collot, snrnommé le dernier des lithotomistes, avait été un des premiers à remarquer l'amélioration des cystites après les tailles où l'on ne trouvait pas de calculs.

Deschamps, dans ce qu'il appelle les cas de pourriture, c'est-à-dire lorsqu'il se trouvait en présence de cystites purulentes, alors même qu'il savait ne pas trouver de pierre, faisait la même incision que pour la lithotomie, afin d'évacuer plus promptement, par le moyen des injections, les matières putréfiées dont le séjour dans la vessie lui paraissait, avec raison, pouvoir devenir une cause de mort.

En 1834, Guthrie recommandait beaucoup la cystotomie, et il rapporte qu'en 1806, sir William Blizard la mettait en pratique avec succès, divisant la prostate hypertrophiée et le col de la vessie.

Mac Craith rapporte que Philipps, en 1803, et Fergusson, en 1850, obtenaient de beaux succès.

Chauvel cependant (*Dictionnaire des Sciences médicales*) déclare ne connaître chez l'homme que les trois faits de Parker et d'Ève. Dans les cas rebelles à la dilatation forcée, ajoute-t-il, lorsque la vie semble menacée par l'intensité et la continuité des souffrances, on est autorisé à pratiquer la section profonde du sphincter vésical.

Schuh a fait dans ce but des incisions par le rectum.

Woillemier, dans son *Traité des maladies des voies*

urinaires (page 295), regarde le traitement par la cystotomie comme parfaitement acceptable, à la condition
toutefois qu'on ne perde pas de vue les lésions rénales,
qui ne peuvent manquer, dit-il, de rendre l'opération
fort périlleuse, ou au moins en compromettre gravement
le succès.

Reliquet (page 555) se fait le promoteur de ce traitement :

« Si par des lavages de la vessie, dit-il, par des
« injections modificatrices, on ne parvient pas à faire
« cesser les accidents, ici encore il faut avoir recours le
« plus vite possible à la taille. »

Verneuil, dans un cas de cystalgie, avec spasme, fait
la taille prérectale. (*Gazette des Hôpitaux*, Paris, 1881,
livre 25.)

Tillaux, dans son *Traité d'anatomie topographique*,
page 859, s'exprime ainsi :

« Lorsque l'emploi des bougies Benique, la dilatation
« forcée ont échoué, si la cystite du col persiste assez
« intense pour enlever tout repos au malade et que
« celui-ci réclame du soulagement, on pourrait songer
« à faire une section profonde du col. »

Laforest (*Progrès médical, 1879*), sous l'inspiration de
Dolbeau, propose l'urétrotomie interne, la divulsion et
même la taille médiane pour combattre les accidents de
la cystite rhumatismale avec contracture.

Dans cette thèse, 1878, page 127 (observation XXXIII),
Laforest cite un cas de Francesco Parona de Novare.
Ce chirurgien pratiqua la section du col et eut une gué-
rison complète au bout d'un mois. Dans le travail de
Parona sur ce traitement, on trouve un cas analogue

tiré du répertoire de chirurgie de Medoro, de Padoue,
où un certain Biagi Gennari, de ·Padoue, fut taillé par
ce chirurgien pour une cystite avec spasme nerveux et
guérit *(Giornale Veneto)*.

Le 3 janvier 1846, Parker fait une cystotomie pour
un calcul ; il ne put l'extraire, mais la cystite fut beaucoup améliorée. Trois mois plus tard, l'opéré mourut de
néphrite.

En 1850, une nouvelle opération de cystotomie chez
un homme atteint de cystite chronique se termina quelques jours après par la mort due à une néphrite.

En 1866, Ève, de Nashville, fait la même opération
avec succès.

En 1867, Willam Parker conseille aussi la cystotomie.

Malgré le dire de Chauvel, les observations sont des
plus nombreuses et les chirurgiens anglais et américains
adoptant complètement cette méthode opératoire, enre-
gistrent de nombreux succès.

Batty *(Transact. of the Georgia medical association
1872)* parle de la cystotomie comme moyen de guérison
de la cystite chronique.

Erichsen (*Science and art of surgery*, vol. ii, page
797), dans son article sur la taille médiane, la propose
aussi dans les cas qui nous occupent.

Agnew D. H. (*Philadelphy medical*, times 1880. T. xi)
propose comme traitement de l'inflammation vésicale
chronique d'établir une fistule urinaire.

Post cite une observation :

Il s'agissait d'un ancien catharre de vessie, consécu-
tif à des rétrécissements négligés, dont le plus postérieur

siégeait à cinq pouces. Ils étaient imperméables à tous
les instruments. Le malade, âgé de trente-trois ans,
fut traité par l'urétrotomie externe qui n'amena pas
d'amélioration, parce que la vessie se vidait mal.

Post pratiqua la taille et obtint la guérison complète.

En décembre 1879, Barth (Richemond) fait paraître
dans *Boston médical and surgical journal*, une observation qui nous démontre la nécessité de ne pas retarder
trop longtemps une intervention qui doit être prompte
pour être efficace.

Ce médecin, dans un cas de catarrhe douloureux ancien,
durant depuis quatre ou cinq ans, et dont il ne pouvait trouver la cause, se vit forcé de faire la taille et de laisser une
sonde en gomme dans la plaie.

Le malade cessa de souffrir immédiatement après l'opération
et put reprendre ses anciennes occupations ; mais à partir de
ce moment, il fut obligé de porter la canule mise dans la plaie,
parce que la moindre quantité d'urine qui s'écoulait par l'u-
rètre provoquait de vives douleurs. Il survécut dix-sept mois
à l'opération dans un état misérable et succomba, à ce qu'il
semble, à une néphrite suppurée.

On trouva la vessie épaissie et diminuée de volume ; une
petite tumeur muqueuse s'étendait du col de la vessie à l'urètre.

Dans cette observation, la persistance de la douleur
malgré l'opération est suffisamment expliquée par la
présence de la tumeur dont nous venons de parler. Si
dans ce cas, on eût appliqué le procédé que nous proposons, on aurait pu explorer la vessie, extirper la tumeur
et arriver peut-être à la guérison.

De même, l'observation suivante recueillie dans le
service de M. Ollier, montre que la cystotomie peut ne
pas toujours donner des résultats efficaces :

Louis Crapot, vigneron, âgé de 52 ans, entre le 3 décembre 1880, à l'Hôtel-Dieu de Lyon, salle Saint-Sacerdos, n° 14, dans le service de M. Ollier.

Pas d'antécédents héréditaires, cet homme n'a jamais été malade, et a toujours mené une vie très active.

Pendant vingt-cinq ans, il fit de longues courses à cheval, ce qui serait pour le malade la cause de son affection.

Ni calcul, ni affection vénérienne, ni alcoolisme.

Petites hémorrhoïdes qui donnèrent lieu à d'assez fréquentes hemorrhagies, d'ailleurs peu abondantes, ceci remonte à une quinzaine d'années et depuis qu'il souffre de la vessie, jamais il n'a eu d'accidents semblables.

Il y a sept ans, le malade commença à ressentir des douleurs, puis des envies fréquentes d'uriner accompagnées d'une sensation de brûlure dans toute la longueur du canal.

Bientôt, le malade eut des hématuries qui ne furent jamais considérables, mais cependant sérieuses et qui durèrent avec assez de fréquence pendant six mois.

Elles cessèrent pour ne revenir qu'à des intervalles très éloignés.

M. Vincent, qui à cette époque remplaçait M. Ollier dans son service, porta le diagnostic de cystite spasmodique du col avec dilatation variqueuse des veines du col, chez un sujet rhumatisant, hémorrhoïdaire. Il affirmait la présence des varices, à cause des hématuries abondantes que le malade avait eues et après lesquelles, il éprouvait un grand soulagement. Le massage du col avait procuré un peu d'amélioration. Des injections d'une solution de nitrate d'argent procurèrent un apaisement très considérable.

Aujourd'hui, douleur vive, cathétérisme insupportable, envies fréquentes d'uriner, surtout la nuit.

Pas de rétention, l'urine tombe perpendiculairement et goutte à goutte.

Cuisson très vive au périnée et à l'extrémité du gland.

Les urines sont blanchâtres et laissent déposer au fond du vase.

8 décembre. Cathétérisme sans éthérisation, douleur excessivement vive, un peu de sang en retirant la sonde.

Bromure de potassium.

11 décembre. Léger soulagement, miction deux fois par heure, urines neutres.

14 décembre. Le mieux ne persiste pas, les douleurs sont revenues aussi fortes et les envies d'uriner aussi fréquentes.

On continue le bromure.

18 décembre. Le malade souffre beaucoup, urine cinq ou six fois par heure, on l'éthérise, injection dans la vessie, cathétérisme, un peu de sang, peu de calcul.

19 décembre. Léger frisson, température anale 38°9.

6 janvier. Nouveau cathétérisme, un peu de sang.

7 janvier. Le malade est un peu soulagé, il se lève moins souvent la nuit.

14 janvier. Cathétérisme, suppression du bromure, injection au chloral dans la vessie, suppositoires.

20 janvier. Le malade dit être soulagé.

31 janvier. Le mieux n'a pas persisté, mictions tous les quarts d'heure, douleurs insupportables, vésicatoire.

Vers le milieu de février, aucune amélioration sensible.

Le malade souffre toujours beaucoup, à l'exploration avec la sonde, on constate que celle-ci subit un temps d'arrêt vers la région membraneuse.

Le moindre mouvement imprimé à la sonde lorsqu'elle a pénétré dans la vessie provoque des douleurs extrêmement vives.

Les envies d'uriner sont toujours très fréquentes, le malade se lève quelquefois jusqu'à vingt-cinq ou trente fois par nuit.

Les urines sont assez claires, cependant un peu de muco-pus, pas d'albumine, quantité normale, neutres ou plutôt alcalines.

L'état général du malade a un peu souffert de ces insomnies et de ces douleurs continuelles.

Il a un peu maigri, l'appétit a diminué ; néanmoins il est encore vigoureux et n'a pas d'accès fébriles.

Anesthésie à l'éther, rien de particulier à noter.

Le malade est placé pour l'opération de la taille.

Incision de 2 cent. 1/2 à 3 centimètres sur le raphé médian en avant du rectum. Au fond de la plaie, le doigt reconnaît le bolhe et le cathéter qui fait saillie. Ponction du canal sur le cathéter, le bistouri glisse ensuite dans la cannelure et pratique une insision de 1 cent. 1/2 environ ; le lithotome est ensuite introduit et avec cet instrument on opère deux incisions postéro-latérales. L'indicateur pénètre alors largement dans la vessie.

Désinfection phéniquée de la plaie, sonde en caoutchouc à demeure p* lint borique et gaze antiseptique.

15 février. Nuit assez bonne. Pas de douleur continue, envies d'uriner moins fréquentes et moins douloureuses qu'avant l'opération.

19 février. Pas de frisson, nuit bonne, injection phéniquée.

21 février. Le malade est un peu moins abattu, la plaie a saigné. Injection phéniquée, bromure de potassium : 2 gr.

27 février. La plaie se cicatrise, l'urine passe par la verge, épydidimite due à l'inflammation de l'urètre.

2 mars. L'urine passe tout entière par l'urètre, le malade est grandement soulagé.

6 mars. Les anciens symptômes reparaissent pendant la miction.

11 mars. La plaie périnéale se rouvre et laisse de nouveau passer l'urine. Un peu de mieux.

15 mars. Souffrances moindres.

20 mars. Le malade veut à toute force retourner chez lui. On le laisse partir.

Dans une lettre à M. Mondan, datée du 8 juin 1882, le malade raconte qu'il a été longtemps dans le même état ; mais qu'il va mieux maintenant. Un passage de sa lettre mérite d'être signalé : « Pendant quinze jours après mon opération, dit-il, j'allais parfaitement bien, je me levais, je me promenais, je souffrais peu. » Il attribue le retour de son affection à quelques pansements négligés.

Cette observation quoique peu concluante renferme cependant de précieux enseignements. Elle nous montre la tenacité, la rigueur de cette affection, l'impuissance de tous les moyens palliatifs employés ;

Au point de vue de l'opération en elle-même, elle démontre son inocuité presque absolue.

Un fait tout particulier et déjà signalé dans bien des cas, ressort aussi de cette observation.

C'est le suivant :

Tant que la plaie reste ouverte et laisse ainsi librement s'écouler les matières, tant en un mot, que la vessie se repose complètement, tous les symptômes s'amendent.

L'opération, quoique n'ayant pas donné un résultat bien complet, a cependant soulagé le malade, ainsi qu'il le constate lui-même ; qui sait même si son état présent, relativement bon, n'est pas dû à cette intervention ?

On verra dans l'observation de Mac Craith, que ce chirurgien, pour ne pas perdre le bénéfice de son opération, ne craignit point, en voyant reparaitre les douleurs, de rouvrir de nouveau la plaie périnéale qui commençait à se cicatriser et obtint, en prolongeant ainsi le repos de la vessie, un résultat très satisfaisant.

Une des observations les plus intéressantes que nous ayons pu rencontrer est celle de Mac Craith (*Med. times and Gas*. June 13)

Elle a été publiée un peu après les travaux de William Parker sur le même sujet.

Le malade, âgé de 52 ans, avait commencé quatre ans auparavant à souffrir d'un besoin fréquent d'uriner, à tel point qu'il était obligé de vider toutes les demi-heures et même plus souvent sa vessie, et qu'il ne pouvait reposer la nuit. Au bout de six mois il se déclara une douleur au col avec ténesme spasmodique. L'urine primitivement claire se chargea de mucus et abandonna un dépôt blanc. Le mal augmenta à tel point que le malade quitta Smyrne, sa résidence habituelle, pour venir à Paris, voir Civiale, Ricord et Philipps.

Le traitement de ces médecins illustres qui le sondèrent fréquemment et lui firent des injections, ne lui procura aucun soulagement ; il revint à Smyrne où il consulta Mac Craith. Le malade était presque continuellement en état de spasme et de continuel besoin d'uriner. En frottant son pénis, il arrivait à se procurer un peu de soulagement.

Torturé par la souffrance, il passait des journées entières sur une chaise percée, sur le bord de laquelle, il malaxait son gland. La prostate était normale et insensible au toucher, l'introduction du cathéter est horriblement douloureuse, l'urine contient en abondance du pus et du mucus; acidité normale.

Malgré les tourments qu'il éprouve, le malade se conserve en assez bon état de santé relative.

L'appétit et les digestions sont normaux.

Les médications les plus variées ayant échoué (les suppositoires de morphine ne procuraient qu'un soulagement léger et transitoire) Mac Craith proposa la cystotomie que Philipps approuvait aussi.

Ce dernier avait d'abord supposé l'existence d'une tumeur de la vessie.

Plus tard, il diagnostiqua une névralgie du col et Philipps proposa la taille médiane pour sectionner le plexus nerveux du col de la vessie.

Craith fit cette opération de la façon suivante :

Incision de quelques lignes entre les lobes latéraux, jusqu'à facile introduction de deux doigts dans la vessie.

Celle-ci était contracturée, mais ne contenait dans son intérieur, ni pierre, ni tumeur ; seulement à la partie antérieure, en arrière du pubis, se trouvait une petite dépression semblable à une cicatrice de variole.

Le malade supporta l'opération sans réaction et en retira un grand soulagement.

Dès le huitième jour, l'urine commença à couler par l'urètre, mais alors quelques douleurs reparurent, c'est pourquoi, Craith déchira les adhérences avec le doigt et rouvrit la plaie vésicale.

Pour combattre les dépôts phosphatiques, le malade prit à l'intérieur des acides minéraux.

Son état est visiblement amendé, il n'éprouve que passagèrement de la douleur.

Deux mois après l'opération, l'opéré va et vient, a bon appétit et bon sommeil, néanmoins il éprouve dans les vingt-quatre heures quatre ou cinq fois du ténesme et un besoin crampiforme d'uriner qui ne dure que quelques minutes.

L'introduction d'une grosse bougie, peut se faire sans douleur.

La plaie de l'opération est cicatrisée, la capacité de la vessie est diminuée.

Bref, bien qu'il ne soit pas entièrement guéri, ce malade est entièrement satisfait du résultat de l'opération.

Mac Craith engage ses confrères à faire la même opération pratiquée déjà en 1803 par Philipps et, en 1850, par Fergusson.

Dans cette opération, Craith fit une incision assez étendue pour pouvoir introduire deux doigts, ce qui semble impossible sans léser des organes, sans avoir d'accidents. Il n'y en eut pas. Il est donc probable que l'ouverture a été portée à deux doigts par la dilatation faite avec degré (Prost).

Nous trouvons dans la thèse de Sebeaux, 1876, deux observations où la cystotomie a donné de bons résultats :

La première (observation XIX) a trait à un nommé Pietro Burgi, âgé de 22 ans, qui entrait le 20 juillet 1852, à l'hôpital de Novare, avec les symptômes d'une cystite aiguë causée par une blennorrhagie ancienne.

La dilatation forcée et les autres traitements ayant échoué, Parona se décida alors à la section des couches musculaires, siège du spasme.

L'opération fut pratiquée par la taille médiane suivie de l'incision à une profondeur modérée du col de la vessie avec le cystotome de Dupuytren.

Douze jours après, plus de traces des symptômes précédemment observés.

Au bout d'un mois, la plaie était entièrement cicatrisée, après deux mois, guérison complète.

La seconde observation a rapport à un médecin âgé de 70 ans, de forte constitution, mais un peu rhumatisant.

En 1860, sans causes connues, survint un besoin fréquent d'uriner, avec douleurs vives, urines troubles. Après plusieurs mois de traitement infructueux, la taille fut pratiquée, pas de calcul, suites simples.

Le malade s'est trouvé débarrassé de cette maladie qui ne lui laissait aucun repos.

Nous terminerons ces quelques considérations sur la cystotomie chez l'homme par une revue d'ensemble publiée sur ce sujet par le docteur Weir, et analysée dans le *Kanstatt*.

La taille pratiquée comme nous l'avons indiquée et dans le but de guérir une irritation vésicale rebelle a été proposée comme règle par Weir, sous l'inspiration du médecin américain William Parker.

Celui-ci a publié ce procédé un peu avant le cas de Craith.

Depuis ce moment, Weir a pu rassembler quarante-sept observations analogues.

Une partie de ces cas seulement appartient à Weir. Un nombre considérable d'entre eux lui ont été communiqués par les divers opérateurs. Pour ces quarante-sept observations, la mortalité est considérable. Il y a, en effet, en tout treize morts, c'est-à-dire une mortalité de 25 o/o. Une analyse exacte de ces treize cas de mort, montre toutefois qu'un seul, par suite d'une hémorrhagie secondaire, doit être mis sur le compte de l'opération. Dix morts ont eu pour cause une ancienne affection rénale, une autre une maladie de cœur et enfin une dernière, l'épuisement.

Quant aux cas dans lesquels il n'y a pas eu de mort, on compte vingt-trois guérisons complètes, chez sept autres une amélioration tellement accentuée que les opérés ont pu reprendre leurs travaux ordinaires.

Il n'y a réellement que quatre insuccès positifs : quatre opérés, chez lesquels, immédiatement après la fermeture de la plaie vésicale, les anciens symptômes ont reparu comme auparavant.

Dans quelques cas, en même temps qu'on a ouvert la vessie, on a fait l'ablation de petites tumeurs ou de prostates hypertrophiées, en se basant sur l'expérience heureuse qu'on a faite en pratiquant l'excision de portions saillantes de la prostate, à l'occasion de véritables lithotomies. Weir conseille de faire cette ablation régulièrement lorsqu'on ne procède à la taille que dans le but de combattre les misères de la cystite.

Il ne semble du reste pas indifférent de choisir, en pareil cas, le procédé de taille.

Parmi les quarante-sept observations rassemblées par Weir, nous trouvons :

Trente-deux tailles latérales ;

Cinq tailles bilatérales ;

Dix tailles médianes.

Sur les treize cas de mort, il y a onze tailles latérales et seulement une bilatérale et une médiane. Cependant la taille médiane devrait le céder très-peu à la taille latérale, au point de vue d'une guérison complète.

En effet, sur dix cas de taille médiane qui n'ont pas été suivis de mort, on compte six guérisons complètes.

Evidemment, cela fait supposer que la taille médiane n'a pas été faite ici, absolument comme on a l'habitude de la faire en Angleterre et en Amérique. C'est-à-dire que le sphincter a été épargné et qu'on n'a pas eu d'incontinence.

Par le fait, Weir a trouvé que sur les dix cas de taille médiane, trois fois on a été amené à faire l'incision de la prostate et cinq fois à pratiquer la dilatation afin de mettre le sphincter hors de jeu, et de condamner ainsi l'organe malade au repos.

Toutes ces observations nous montrent que la cystotomie est en elle-même une bonne opération qui peut rendre de véritables services.

Pour être vraiment utile, elle demande à être appliquée avec beaucoup de méthode.

La section doit porter sur le col et la prostate, elle doit être assez profonde pour sectionner toutes les fibres du du sphincter.

Si quelquefois elle a donné des résultats incomplets, il faut les attribuer au mode d'agir de l'opérateur. Souvent, dans ces cas, on a fait une simple incision dans la prostate et non sur le sphincter lui-même.

Nous ne pouvons comparer les résultats de la cystotomie avec la dilatation, car pour ce dernier procédé, il y a peu d'observations. Mais d'une façon théorique, nous préférons la dilatation parce que c'est une opération moins grave, parce qu'elle peut être plus facilement graduée et dirigée que l'incision, parce qu'elle répond mieux au but qu'on se propose de rompre le spasme et que ce traitement dont la première idée est basée sur celui du spasme anal, répond beaucoup mieux à l'analogie, parce que dans la dilatation on ne touche pas à la muqueuse et qu'on évite ainsi l'absorption et l'infiltration urineuse, parce qu'elle est un traumatisme moins grand pour le sphincter lui-même.

§ SECOND

DES OPÉRATIONS FAITES SUR LE COL DE LA VESSIE CHEZ LA FEMME

A. Dilatation

La fréquence de l'expulsion spontanée de gros calculs par l'urètre chez la femme, avait appelé depuis longtemps l'attention des chirurgiens sur la grande dilatabilité de ce canal ; aussi, la dilatation pratiquée dans le but d'extraire des calculs est-elle une méthode des plus anciennes.

De la dilatation pour les calculs à la dilatation pour le spasme et la contracture, il n'y a qu'un pas ; aussi quand le principe de l'opération eût été nettement formulé et accepté, on vit de tous côtés les chirurgiens pratiquer la dilatation pour les cystites spasmodiques du col et obtenir les plus heureux résultats.

Il serait difficile d'assigner une époque bien précise à l'origine de ce procédé opératoire qui, par sa facilité et sa simplicité, s'imposait pour ainsi dire naturellement à tout le monde.

Maurice Longuet (*Annales de gynécologie* 1874, tome I, pages 216) nous donne un aperçu de cette question :

La possibilité de dilater largement le canal de l'urètre chez la femme, dit-il, est chose connue depuis long-temps.

« Les chirurgiens anglais, surtout ont eu et conser-
« vent encore beaucoup de tendances à pratiquer cette
« petite opération dans quelques cas déterminés.

« En France, un assez grand nombre d'opérateurs
« ont employé et emploient ce moyen, sans l'avoir
« cependant adopté d'une façon aussi générale que nos
« voisins.

« A quelques exceptions près, cette dilatation est pra-
« tiquée exclusivement pour l'extraction de corps étran-
« gers, de calculs, ou l'ablation de quelques tumeurs,
« pour l'exploration de la vessie ou des organes voisins.
« Mais il est un cas dans lequel la dilatation brusque du
« canal peut donner d'excellents résultats. Je veux par-
« ler de la contraction douloureuse du col de la vessie
« chez la femme. Cette maladie peu fréquente, il est
« vrai, est pour ainsi dire subitement et radicalement
» guérie par la petite opération qui fait le sujet de cet
« article. »

A l'appui des assertions de Longuet sur les tendances des chirurgiens anglais, relativement à l'application de ce traitement opératoire, nous voyons que non seulement ils l'approuvent et la mettent en pratique, mais qu'ils en réclament encore pour eux la priorité.

Nous lisons en effet dans le *Lancet* (1875, tome II, page 858) une lettre adressée à l'éditeur de ce journal, par le docteur Christopher Heath, lettre dans laquelle il revendique pour lui une partie de la priorité de l'opération. Il y donne aussi son opinion sur la méthode et les résultats de sa pratique.

Elle mérite donc, à plusieurs titres, d'être citée. En voici la traduction :

« Monsieur. La récente publication de M. Teale sur le traitement de l'irritabilité vésicale chez la femme par la dilatation du col, m'apprend que, sans le savoir, nous avons travaillé de concert sur le même sujet.

« Je ne connaissais pas la pratique de M. Teale en 1871. J'appliquais cependant un procédé identique à l'hôpital des femmes, *Soho-square*, dont j'étais chirurgien.

« Ne réussissant pas à guérir des cas de mictions douloureuses par d'autres moyens, j'adoptai le procédé de rapide dilatation de l'urètre avec le doigt guidé par un conducteur, me servant quelquefois d'une pince à polypes ordinaire pour commencer la dilatation. Mon opinion était que, dans quelques cas, il y avait une fissure de la membrane muqueuse analogue à la fissure anale, ce qu'il m'était, cependant, impossible de prouver, quoique la dilatation rapide produisît presque invariablement une déchirure qui aurait bien pu être la continuation de la fissure.

« Dans le cours des conférences que je fis, sur les maladies des voies urinaires, à *Soho-square*, en février 1873, je rapportai plusieurs cas en faveur de cette pratique.

« Les chirurgiens visitaient alors l'hôpital et voyaient ma méthode. Je pense, pour cette raison, que l'introduction de ce mode de traitement en Amérique est due à mon exemple.

« Je confirme pleinement l'opinion de M. Teale sur les bons résultats obtenus dans beaucoup de cas et sur les insuccès dans d'autres.

« Je n'ai jamais vu une incontinence permanente s'en suivre, quoique mes opérées aient été souvent incapables de retenir leurs urines pendant vingt-quatre heures.

« Je n'ai jamais poussé la dilatation aussi loin que la pratiquait M. Teale, me contentant du diamètre de mon doigt comme limite. Dans quelques circonstances, j'ai poussé la dilatation plus loin que Teale, mais dans le but d'appliquer un traitement topique sur la vessie.

« Décembre 1875. Cavandish-square. »

Ce procédé opératoire, quel qu'en soit d'ailleurs l'inventeur, est un de ceux qui font le plus honneur à la chirurgie ; il réalise toutes les conditions de facilité, de simplicité, d'inocuité et de succès.

De nombreuses observations attestent la faveur dont il jouit à juste titre auprès de tous les chirurgiens, et les services signalés qu'il a rendus.

En novembre 1875, Teale Pridgin, dans ses *Clinical essays*, préconise le traitement du catarrhe, de l'irritabilité et de l'incontinence d'urine chez la femme par la dilatation du col de la vessie *(Lancet*, 27 novembre 1875), et en janvier suivant (1876), le même auteur fait paraître aussi dans le *Lancet* une longue énumération de quinze cas favorables.

Il serait trop long de les citer dans tous leurs détails ; aussi nous avons pensé qu'il serait mieux d'en donner l'analyse et les résultats.

De cette analyse il résulte :

1° Que la maladie au moment de l'opération avait une durée moyenne entre trois mois et sept ans.

2° Les mictions avaient lieu en moyenne toutes les heures ou plusieurs fois par heure.

3° Après l'opération, les douleurs cessent complètement, excepté dans un cas où elles durèrent encore trente-six heures après l'opération, mais la nature même des douleurs était changée.

4° Les mictions, les jours qui suivent l'opération deviennent de moins en moins fréquentes.

5° Dans deux cas, légère incontinence pendant huit jours.

6° Guérison complète, en moyenne dans les deux mois après l'opération.

Hewetson Bendelack *(Lancet*, 4 décembre 1875, tome II, page 796) rapporte une observation d'irritabilité de la vessie datant de quinze ans qui fut guérie par la dilatation de l'urètre et du col de la vessie.

Miss M..., âgée de 36 ans, me fait appeler dans la nuit du 3 mars 1875. A mon arrivée, je la trouve en proie à des souffrances atroces, causées par une rétention d'urine que j'évacue en grande quantité par le cathétérisme. Un jour ou deux après, même rétention, soulagée de nouveau par le cathétérisme.

Voici quelle était son histoire :

C'était une forte et robuste femme remplissant depuis quinze ans les pénibles fonctions de maîtresse d'école, lorsqu'elle fut atteinte d'inflammation de la vessie, ainsi que le constata son médecin ; sa santé était devenue mauvaise et l'empêchait de continuer sa profession. Elle rapportait que depuis cette première attaque, elle passait des nuits sans sommeil, obligée qu'elle était de se lever toutes les heures ou toutes les demi-heures, pour épancher après beaucoup de peine et d'efforts quelques gouttes d'urine. Ces symptômes vont en augmentant pendant quelques années.

Quand je revis la malade, je trouvai, à l'examen de l'urètre, l'orifice de ce canal complètement entouré par des excroissances d'un volume considérable.

L'introduction du doigt dans le rectum était empêchée par un sphincter anal très serré.

Ne sachant pas si la rétention était due aux excroissances, et voyant qu'elle souffrait de son spasme anal, je pensai qu'il serait bon d'écarter la possibiliié de la rétention causée par les excroissances, et la malade étant anesthésiée, je dilatai le sphincter anal, comme s'il s'agissait d'une fissure, pensant que cette contracture permanente pourrait bien être un élément d'action réflexe qui entretiendrait l'irritabilité vésicale. Cette première tentative n'amena que peu de résultats.

Le 11 avril, la malade fut de nouveau anesthésiée, j'introduisis le dilatateur de Weiss dans l'urètre et je dilatai de deux pouces avec lenteur. Cette dilatation me permit d'introduire mon index jusque dans la vessie.

Il n'y avait ni corps étrangers, ni pierre.

La malade fut un peu fatiguée par le chloroforme ; mais n'eut plus à souffrir désormais, soit d'irritabilité de la vessie, soit de rétention.

Aucune incontinence ne se produisit, et pour employer les expressions de la malade :

« Je n'ai pas uriné si librement depuis des années », dit-elle.

« *I have not passed water so freely for years.* »

Elle put retenir ses urines sans en être fatiguée.

Elle urina le soir même de l'opération et ne fut pas dérangée pendant toute la nuit.

14 avril. Elle dort la nuit entière. Léger mal de tête au réveil. Elle garde ou laisse aller ses urines naturellement, avec un peu de douleur cependant.

19 avril. Elle se lève dans la soirée, tous les symptômes ont disparu et huit jours après la dilatation, il n'y a pas trace d'irritabilité de la vessie.

Dans le mois de mai, la guérison se maintient. Elle fait plusieurs milles à pied, elle qui, auparavant, ne pouvait se traîner.

Ainsi, ajoute le chirurgien, les souffrances qui, depuis plusieurs années, mettaient cette femme hors de la société et l'obligeaient à quitter sa profession, ont été guéries en une seule fois par une opération dont la meilleure recommandation est la simplicité et le succès.

C'est là un vrai triomphe pour la chirurgie. Aussi, tous les auteurs se font-ils les partisans convaincus de ce traitement.

Grimfeld (*Viener medical presse*, n° 10, 1874), conseille l'examen endoscopique de l'urètre et de la vessie.

Zilbermam (*Thèse de Breslau*, 1875) recommande la dilatation brusque chez la femme dans les cystites du col.

Arthur W. Edis M. D., chirurgien - accoucheur à Middlesex-Hospital , publie dans le *Lancet* (tome ii, page 909, 1875) l'observation suivante :

M. D..., âgée de quarante-deux ans, mariée, stérile, vint le consulter en décembre 1872 pour une irritabilité de la vessie. Les mictions étaient fréquentes et accompagnées de brûlure.

Les symptômes s'étaient graduellement accusés et la malade était obligée de se lever plusieurs fois pendant la nuit pour uriner.

Pas de trouble des urines, pas de calcul, douleur au col vésical.

L'irritabilité et la douleur persistant, une paire de pinces de
dimension ordinaire fut introduite et les lames écartées, on
constata, à l'aide du petit doigt, de la rudesse de la paroi postérieure de l'urètre. Le soir un peu d'hémorrhagie.

Convalescence rapide, la malade regagna le parfait contrôle
de son sphincter en quelques jours.

Elle n'eut plus aucun symptôme d'irritation.

En 1879, Barton, dans un cas de cystite simulant un
calcul, fait la dilatation brusque chez une femme au
moyen du dilatateur de Weiss.

Guérison sans incontinence. (8 juin 1879, *British
medic journal.*)

Clay (*Lancet*, 8 juin 1879) publie l'observation d'une
domestique, âgée de vingt-deux ans, affligée d'incontinence d'urine par spasme, dès sa plus tendre enfance, et
qui fut complètement guérie, en une seule séance, par
la dilatation brusque de l'urètre au moyen du dilatateur
de Weiss.

Harwey fait aussi la dilatation brusque de l'urètre et
du canal dans un cas d'irritabilité de la vessie.

Femme de 31 ans, avortement, latéro-flexion de
l'utérus, catarrhe de la vessie, strangurie et dysurie.
Dilatation de l'urètre et du col au moyen d'une pince à
séquestre, jusqu'à atteindre le diamètre d'un pouce
deux centimètres et demi.

Guérison complète.

A cette liste déjà longue de succès, qu'il nous soit
permis d'ajouter l'intéressante observation que le docteur
H. D. Nicoll fait paraître dans les *Transactions of the
obstetrical society of New-York* (vol. XIII, page 383).

Une jeune dame, âgée de 20 ans, deux ans auparavant, à l'époque de ses règles, s'était assise sur une pierre humide et avait pris froid.

Presque immédiatement après, elle commença à souffrir d'un besoin fréquent et irrésistible de vider sa vessie. A la fin, elle était obligée d'uriner ehaque demi-heure où chaque heure.

Elle devint très abattue et la vie lui était à charge.

L'examen de l'urine donnait un résultat négatif.

L'examen physique ne révélait aucune cause à ces troubles, si ce n'est un point sensible situé vers la partie postérieure de l'urètre et qui semblait avoir quelques relations avec les symptômes de l'affection.

On pensa que la dilatation de l'urètre et du col serait profitable.

Les parois de l'urètre furent largement distendues.

Le besoin d'uriner disparut d'un seul coup.

L'opération pratiquée il y a un mois a rendu à la malade la santé et l'embonpoint.

Mais ce n'est pas seulement à la guérison du spasme que la dilatation a été appliquée. Ses partisans ont poussé beaucoup plus loin les applications pratiques de cette méthode.

En 1875, Spiegelberg, de Breslau, propose la dilatation comme moyen de diagnostic et d'exploration, et fait paraître (*Revue des Sciences médicales*, 19 avril 1875, VI, page 691) des considérations pratiques sur la fissure du col chez la femme, avec remarques sur la dilatation brusque.

Il rapporte deux observations où après la dilatation il pût constater *de visu* une fissure du col.

Le ténesme vésical, dans ces deux cas, avait été attribué à des calculs ou à des polypes de la portion supérieure de l'urètre.

La première malade était âgée de **vingt-quatre ans,**
accouchée depuis un an, douleurs d'abord éloignées, puis
très-rapprochées, très-vives en urinant.

Urine claire, cathétérisme possible, mais douloureux.
Dilatation forcée, guérison.

Le second cas a rapport à une femme un peu plus
âgée, présentant les mêmes symptômes, et qui fut aussi
guérie par la dilatation.

En 1878, Byford (*Chicago médical journal*, juillet
1878) suit la voie tracée par Spiegelberg et propose la
dilatation rapide de l'urètre de la femme pour le diagnostic et le traitement de la cystite chronique. Au besoin, il
dilate avec le doigt.

La même année 1878, Goodell (*Boston médical journal*), dans une leçon clinique, parle de l'influence des
déplacements de la matrice, de la grossesse, de l'accou-
chement sur la production de la cystite et sur l'efficacité
de la dilatation brusque du col pour la guérir.

Cependant, Arthur Edis rapporte un insuccès complet chez une jeune fille de dix-huit ans qui présentait de
graves symptômes d'irritabilité vésicale. L'examen physique révélait une légère anteflexion utérine. La dilatation fut pratiquée en présence de Heath et n'amena pas
de résultat.

La jeune malade ne fut guérie que par l'application
d'un pessaire.

La dilatation de l'urètre chez la femme a permis à
Heim Vogtlim de traiter avec succès quelques cas rares
d'affections vésicales, que nous avons indiqués dans
notre premier chapitre.

L'application de la dilatation au diagnostic et à

l'exploration de la vessie a été érigée en méthode par Gustave Simon. Ce chirurgien en a réglé l'emploi en l'étendant beaucoup. Il se sert pour faire la dilatation de spéculums de différentes grandeurs, qu'il introduit successivement pendant l'anesthésie jusqu'à introduction facile du doigt dans la vessie.

Voici les précautions à prendre :

1° Faire une série de petites incisions radiées sur l'orifice très résistant de l'urètre ;

2° Ne pas pousser la dilatation au-delà de un ou deux centimètres de diamètre chez les femmes adultes, et se tenir en deçà chez les femmes plus jeunes.

Simon n'a jamais eu d'inconvénient par son procédé de dilatation.

Il a très rarement noté chez ses malades une déchirure de la muqueuse sous l'arcade du pubis. A peu d'exceptions près, ses malades pouvaient garder leurs urines même immédiatement après l'opération.

Simon considère son procédé comme si peu dangereux qu'il l'exécute non seulement dans un but thérapeutique, mais quelquefois simplement à titre de démonstration.

Les indications spéciales pour lesquelles Simon a appliqué la dilatation rapide du col sont :

1° Diagnostic des corps étrangers et des calculs ;

2° Diagnostic des maladies de la muqueuse vésicale ;

3° Broiement et extraction de ces corps ;

4° Traitement local du catarrhe rebelle au moyen des caustiques ;

5° Guérison de la fissure urétrale.

8

En Angleterre, la dilatation rapide dans les cas d'irritabilité de la vessie, avec incontinence d'urine, est depuis longtemps d'une pratique usuelle.

Teale qui, depuis huit ans, se sert de ce procédé, emploie le dilatateur de Weiss, dont les branches sont introduites dans la vessie et dilatées petit à petit, jusqu'à ce que l'urètre admette deux doigts.

Quelquefois Teale emploie un gorgeret. Quant au résultat, il le regarde comme certain dans les deux tiers des cas. Il le recommande non seulement comme traitement symptomatique dans les cas où l'irritabilité de la vessie est essentielle, mais encore dans les cas qui dépendent de quelque altération matérielle.

Heath qui, du reste, ne pousse la dilatation que jusqu'à l'admission d'un doigt et qui, pour arriver à ce but, se sert, soit du doigt, soit d'une sonde, soit d'une pince à polypes ordinaire, ne regarde la méthode comme susceptible de réussir que dans la moitié des cas.

Il l'emploie encore dans les affections catarrhales de la vessie, afin de pouvoir faire un traitement topique au moyen de solutions concentrées de nitrate d'argent.

Duncan recommande le même procédé.

Remarquons, en passant, que si Heath n'a pas eu tout le succès qu'on est, pour ainsi dire, en droit d'attendre de la méthode, c'est que sa dilatation est probablement insuffisante, car il a l'air de rester au-dessous des limites mêmes de la dilatation physiologique.

L'impression qui reste de la lecture de tous ces faits, c'est que la dilatation est partout acceptée avec faveur. Tous ceux qui ont eu l'occasion de la pratiquer ont été satisfaits des résultats, quoiqu'il n'y ait cependant pas eu que des succès. Si dans beaucoup et même dans la majorité des cas on a obtenu une guérison presque immédiate, il s'en est rencontré d'autres où des hémorrhagies, des incontinences, la plupart du temps temporaires, des douleurs persistantes sont venues compromettre le succès de l'opération ; mais ces cas sont rares et ne peuvent à peine que jeter une ombre légère sur le brillant tableau des succès. On ne peut demander à un procédé chirurgical de réussir toujours.

Il y a dans toutes ces questions des influences de milieux et d'individualités avec lesquelles il faut compter.

La dilatation chez la femme est aujourd'hui complètement admise sur la scène chirurgicale. Et ce sont ses heureux résultats qui nous ont engagé à proposer la même chose chez l'homme. On peut nous reprocher de ne pas apporter des résultats cliniques pour notre procédé, nous n'avons que les faits de Howe, et, comme résultat expérimental, nos expériences sur le cadavre ; mais notre procédé en est à ses premières armes, et nous avons la confiance que, dans l'avenir, les observations cliniques viendront confirmer ce qu'une théorie basée sur des analogies aussi complètes avait logiquement proposé.

La dilatation chez l'homme donnera certainement de meilleurs résultats que la cystotomie employée jusqu'ici, faute de pouvoir pratiquer une dilatation efficace.

B. Cystotomie chez la femme

La facilité et l'innocuité de la dilatation du canal et

du col de la vessie chez la femme, nous explique pourquoi cette opération est beaucoup plus souvent faite que la cystotomie.

Cette dernière opération occupe cependant un rang assez marqué dans le traitement du spasme vésical.

Il ne s'agit pas ici d'une opération comparable à la taille prostatique, parce que chez la femme on ne coupe pas le col. La section se fait en arrière ou pour mieux dire au dessus.

Si l'on veut comparer cette opération à la cystotomie, pratiquée chez l'homme, on ne peut la comparer qu'à la taille recto-vésicale; aussi, au lieu de lui donner la dénomination de cystotomie, il serait plus juste de mettre en titre ici : fistule temporaire pour guérir une cystite chez la femme.

Chauvel (*Dict des sciences méd.*) croit que cette opération n'a pas encore été faite en France ou en Angleterre.

En Amérique, elle a eu ses partisans, mais elle n'a pour ainsi dire pas de formule opératoire qui lui soit propre et les chirurgiens qui pratiquent cette opération ont chacun leur procédé particulier.

Emmet, en 1861, pratique le premier ce qu'on est convenu d'appeler la cystotomie chez la femme pour guérir une cystite chronique.

La première fois, la plaie se ferma sans amener d'amélioration.

Une deuxième opération fut tentée, la plaie ne se ferma qu'au bout de 10 mois: Mais les résultats furent excellents.

Emmet fit 14 fois la cystotomie pour l'extraction de

calculs et presque toujours la cystite nécessita le maintien de l'ouverture, qui généralement, a de la tendance à se fermer rapidement.

Il faut s'y opposer et maintenir le repos de la vessie par le libre écoulement des liquides au dehors.

Quand tous les traitements médicaux ont échoué, dit-il, on a de grandes chances de succès par l'opération, tandis qu'en ne la faisant pas, il y a mort inévitable par le rein.

L'opération est simple en elle-même, mais il faut y recourir avant l'envahissement des reins. Même dans les conditions les plus défavorables, l'opération est encore justifiée, car elle peut prolonger la vie et soulager beaucoup en diminuant les efforts continuels de miction.

Ce qui frappe tout d'abord en lisant ce court exposé de la pratique d'Emmet, ce qui atténue considérablement le plaisir que l'on éprouve toujours en voyant des opérations couronnées de succès, c'est la longueur du traitement qui oblige la malheureuse patiente à garder pendant des mois et même des années une fistule, infirmité dégoûtante et presque aussi désagréable que la cystite même.

Ce désagrément est une conséquence même de la pratique opératoire d'Emmet.

Voici comment il fait son opération :

Il introduit une sonde dans la vessie, la fait saillir par le vagin sur la ligne médiane et fait son incision sur l'extrémité de ce cathéter. Il place ensuite une canule boutonnée dans la fistule. Cette simple boutonnière a pour but d'éviter l'excision d'un urétère comme cela peut arriver dans l'opération de Bozeman.

Dans l'opération d'Emmet, le col de la vessie est complètement intact, le spasme de son sphincter peut parfaitement subsister, et l'indication capitale qui est de le rompre est complètement éludée. Il est vrai que l'on procure à la vessie le repos qui lui est nécessaire, et qu'ainsi une des indications principales est remplie. Mais ce procédé n'en reste pas moins une voie détournée pour arriver au but. La présence de cette canule à virole ne suffit-elle pas pour retarder beaucoup la guérison de la cystite ? La dilatation n'était-elle pas bien plus simple et même, au pis aller, laissât-elle une incontinence, elle ne serait jamais aussi complète que celle qui est procurée par la présence de la canule.

On a de la peine à deviner les considérations qui ont poussé des chirurgiens du mérite d'Emmet à faire de semblables opérations, lorsqu'ils avaient des moyens bien plus simples et plus rationnels, comme la dilatation.

Et cependant, il n'est pas le seul. Bozeman fait une ouverture d'un demi-dollar, en excisant une portion de la paroi vésicale juste au dessus du col.

Une pince, un bistouri et des ciseaux suffisent pour cette opération.

Il est à supposer qu'il ne mit pas son procédé en pratique, dans l'observation qu'il rapporta en 1871 devant la Société de médecine de New-York.

Cette observation a trait à une heureuse opération de fistule vésico-vaginale artificielle, pratiquée en 1861 pour une cystite chronique, et dont la guérison ne s'était pas démentie au bout de neuf ans.

Il est à supposer que dans ce cas il coupa le sphincter

et amena ainsi la guérison du spasme. M. Guire, dans les mêmes cas, préconise le drainage de la vessie par la paroi antérieure du vagin (*Virginia medical Mouthly 1874,* et *British medical journal 1874*, tome Ier, p. 576).

Montrose Pallen (1878). *American journal of obstetrics* XI. New-York 1878), propose la colpo-cystotomie ou fistule vésico-vaginale artificielle pour guérir les cystites. Il fait son opération avec le thermo-cautère pour éviter l'hémorrhagie et la fermeture trop rapide de la fistule.

Il rapporte une statistique de douze opérations sur huit femmes, avec des résultats satisfaisants. Lawson Tait (1870, *Lancet*, vol. II, page 788), nous met au courant de la pratique anglaise pour la guérison de l'ulcère perforant chronique, au moyen d'une fistule vésico-vaginale.

Il cite deux cas de la pratique de sir J. Simpson, son devancier et maître.

La première observation a trait à une jeune personne qui avait toujours joui d'une bonne santé jusqu'à ses troubles vésicaux.

Les symptômes consistaient principalement en affreuses souffrances autour du col de la vessie.

Elle souffrait constamment, mais surtout au moment de la miction.

Elle avait quelques minutes de soulagement relatif quand la vessie était vide.

Cet état durait depuis plusieurs mois, tous les traitements employés, toutes les injections essayées, toute l'habileté enfin des hommes de l'art n'avait pu la soulager.

L'urine contenait un peu de pus et d'albumine.

Un jour que je me trouvais avec Simpson près du lit de la

malade, il nous démontra que l'indication capitale dans ces cas était de mettre la vessie dans un repos physiologique complet et que, pour y arriver, il était nécessaire d'établir une fistule artificielle.

Il mit son idée à exécution et eut le plus brillant résultat. En une seule fois les souffrances cessèrent.

En quelques semaines, l'ulcère fut guéri, la fistule se ferma et la femme retourna dans son pays parfaitement guérie.

La seconde observation est celle d'une femme qui fut long-temps traitée par le D. Warbuton Begbie et fut envoyée par lui à sir James à l'infirmerie royale d'Edimburg. Tous les autres traitements avaient été impuissants. Une fistule artificielle fut établie, et donna un résultat aussi satisfaisant que dans la première observation.

Dans ces observations, les détails ne sont pas assez précis pour permettre de les apprécier comme nous le voudrions. Il nous est permis cependant, devant le silence des auteurs, de penser que la taille a dû intéresser le col. Toutes les fois, en effet, que l'opération est faite à la façon américaine, c'est-à-dire n'intéresse pas le col, elle exige le maintien de la fistule pendant un temps beaucoup plus long.

Quoi qu'il en soit de tous les procédés divers que nous venons de citer, on se demande pourquoi, dans tous ces cas, on n'a pas fait la dilatation dont tous étaient justiciables.

Pour nous, il nous semble tout naturel de voir un malade préférer même plusieurs dilatations à une cystotomie, quel que soit le procédé.

En admettant même, comme nous l'avons dit, que la dilatation amène un peu d'incontinence, elle ne peut être que partielle et temporaire, et on a toujours l'espoir de guérir dans un temps qui ne peut être très-long.

Ceci d'ailleurs n'est qu'un accident, et, dans la très-grande majorité des cas, la dilatation procure une guérison rapide et définitive. Au lieu que dans la cystotomie on a l'incommodité très-grande de porter une fistule qui pourrait persister pendant longtemps.

DEUXIÈME PARTIE

COMMENT AGIT LE TRAITEMENT OPÉRATOIRE
QUEL EST SON EFFET CURATEUR ?

Le traitement opératoire dans la cystite chronique a une action générale qui est commune à tout l'ensemble des procédés et une action propre à chaque procédé pris en particulier et qui se combine avec les actions voisines.

Le principe, l'idée théorique qui préside à l'application pratique de ce mode de traitement, repose sur l'hypothèse, justifiée dans notre premier chapitre, d'une fissure, d'une lésion anatomique primitive ou consécutive qui entretient la contracture et toutes les conséquences qui en découlent.

L'ennemi contre lequel doivent se diriger tous les efforts de la thérapeutique, c'est le spasme ; il faut faire cesser la contracture, donner à la vessie le repos dont elle a besoin, procurer le libre écoulement des urines et la cessation des atroces douleurs qui accompagnent la miction. Le but enfin, c'est d'empêcher l'envahissement de l'organisme par la cachexie urinaire en guérissant l'affection locale.

Voilà quelle est d'une manière générale l'action du traitement opératoire.

Pour remplir le double but de faire cesser le spasme et de procurer à la vessie le repos dont elle a besoin, trois procédés ont été mis en pratique et ont chacun leur mode d'action propre tout en concourant au même but.

Ces trois procédés sont :

1° La dilatation ;

2° La cystotomie ;

3° La fistule urinaire.

La dilatation est le procédé de choix, c'est celui qui remplit le mieux toutes les indications. Il suffit en effet de porter des fibres musculaires contracturées au maximum de leur allongement pour voir disparaître immédiatement la contracture ; la douleur cesse avec le spasme.

Le sphincter, dans l'impossibilité de se contracturer de nouveau, laisse un libre écoulement à l'urine, les fissures, les ulcérations qui entretenaient le spasme ne sont plus tiraillées et finissent par guérir. Le col de la vessie une fois dilaté, l'antagonisme entre les fibres du col et du corps est détruit, les tuniques musculaires entrent en repos. La congestion de la muqueuse, entretenue par la contraction spasmodique des fibres musculaires, se dissipe peu à peu, les vaisseaux se dégorgent, la circulation des tissus reprend son courant normal et la cystite entre en voie de guérison.

Dans la cystotomie, au lieu de rompre le spasme en allongeant les fibres musculaires, on prend un moyen plus radical, on sectionne le sphincter. Les fibres du col ne peuvent plus se contracturer, il en est de même de celles du corps, elles manquent du point d'appui qu'elles prenaient sur le col et sont ainsi forcées au repos. Le col sectionné se laisse facilement ouvrir par les liquides accumulés derrière lui et laisse ainsi un libre écoulement à l'urine et aux autres produits de la vessie.

Comme on le voit, la cystotomie ne diffère pas essentiellement de la dilatation, du moins dans ses effets. Dans l'une et l'autre il y a cessation du spasme et repos de la vessie.

Un troisième procédé, moins avantageux et surtout moins rapide dans ses effets que ceux que nous venons de citer, c'est l'établissement d'une fistule urinaire.

Le but, dit Montrose Pallen, c'est d'amener le repos absolu et prolongé de la vessie. On empêche ainsi sa contraction, et comme conséquence, on calme les douleurs si vives qui en résultent et qui, par l'insomnie et la surexcitation nerveuse qu'elles provoquent, jettent les malades dans un état de débilité considérable, et même de cachexie. Toutes ces conditions, des plus avantageuses pour la guérison, compensent amplement les inconvénients d'une fistule qui doit être maintenue pendant un an ou deux.

C'est donc par le repos prolongé qu'on agit dans l'opération de la fistule, car on ne touche pas au col, le sphincter vésical est mis au repos, car l'urine qui provient des urétères ne passe point par son canal ordinaire, mais suit la nouvelle voie ouverte devant elle ; la contracture, faute d'aliment qui la mette en jeu, finit par cesser, et la guérison s'obtient à la longue.

Voilà, en quelques mots, comment agissent ces différents procédés.

La cessation du spasme et le repos de la vessie : voilà leur but !

Quand une opération a ainsi fait cesser la contracture, et a procuré à la vessie le repos et le libre écoulement des urines, on voit tous les symptômes si pénibles et si douloureux de cette affection s'amender rapidement : les mictions cessent d'être douloureuses, les urines reprennent leur coloration et leur réaction normales ; le malade se sent renaître, ses idées, assombries par la continuelle préoccupation de son état, deviennent plus gaies, les fonctions digestives, alanguies, se rétablissent peu à peu, l'appétit revient, les digestions se régularisent, l'état saburral et nauséeux disparaît, le teint reprend la couleur de la santé. Le malade, qui jusque-là n'avait pu goûter qu'un sommeil fréquemment interrompu par un besoin impérieux d'uriner, et qui bien souvent même était en proie aux plus cruelles insomnies, retrouve un repos réparateur et avec lui l'espérance et la joie.

CHAPITRE III

INDICATIONS ET CONTRE-INDICATIONS

Les indications et les contre-indications du traitement opératoire sont toutes renfermées dans les deux questions suivantes qui résument tout l'ensemble de ce chapitre.

1° Quand faut-il opérer ? et à quelle opération faut-il recourir ?

2° Quand ne faut-il pas opérer ?

La question de savoir quand il faut proposer un traitement opératoire pour guérir une cystite est un problème qu'il est souvent difficile de résoudre. Le malade se laisse difficilement persuader d'accepter une opération, bien souvent il s'en exagère la gravité, et cependant tous les auteurs sont unanimes sur ce point : qu'il ne faut pas trop attendre. Qu'il nous suffise à ce propos de citer les

noms de Dolbeau, de Reliquet, de Woillemier, de Tillaux, dont nous avons donné les opinions dans le cours
du second chapitre.

Quand une cystite avec spasme et contracture a résisté
à tous les traitements médicaux, quand elle dure déjà
depuis un certain temps, et que le malade épuisé par des
douleurs continues, de cruelles insomnies et la surexcitation nerveuse, voit ses forces et son courage diminuer
graduellement, l'appétit se perdre et la fièvre s'emparer
de lui, alors, il faut se hâter d'intervenir, si l'on veut que
le traitement opératoire soit efficace.

Une fois le malade et le chirurgien d'accord sur la
nécessité d'une opération, une autre question se présente de suite à l'esprit: quel est le procédé à employer?
faut-il dilater le col ? faut-il le sectionner ?

Cette question n'est pas une difficulté pour un opérateur impartial qui n'a pas d'idées fixes ou d'opinion pré-
conçue pour telle ou telle méthode. Il y a en effet
dans tous ces procédés une gradation ascendante dont le
degré est fixé par la gravité même de l'opération.

Le premier pas dans cette voie, l'idée qui se présente
tout naturellement de prime abord, c'est la dilatation,
le massage du col à l'aide de sondes d'un calibre assez
gros.

Ce simple cathétérisme a donné dans bon nombre de
cas des résultats surprenants, et il n'est pas de chirurgiens qui n'aient à enregistrer des succès par ce procédé.

C'est donc par la dilatation que l'on doit commencer
le traitement, à moins que le malade ne se trouve dans
des conditions particulières, qui empêchent l'introduction de l'instrument.

Le spasme urétral, les rétrécissements, l'inflammation intense des muqueuses, la susceptibilité du sujet sont autant de causes qui peuvent dissuader le chirurgien de cette première tentative.

Les autres opérations ne trouvent leur indication que quand la dilatation a été essayée ou qu'elle n'est pas praticable pour les raisons que nous avons données.

A quoi faut-il alors se décider, à la dilatation telle que nous la proposons ou à la cystotomie ?

Le bon sens et l'honnêteté chirurgicale dictent eux-mêmes la réponse. Il faudra se décider pour l'opération qui apporte avec elle les plus grandes chances de succès et le moins de danger.

Or, c'est la dilatation qui remplit le mieux ces conditions ; comme nous avons pu nous en rendre compte dans notre second chapitre, la dilatation réussit mieux, ou tout au moins aussi bien que la cystotomie ; elle répond mieux à l'indication essentielle de rompre le spasme, elle fait courir moins de dangers à l'opéré.

Et si l'on se reporte aux observations que nous avons pu réunir, on voit que la dilatation donne des résultats bien meilleurs que la cystotomie.

L'indication est donc de recourir à cette opération. Si par une de ces chances malheureuses souvent inexplicables, la dilatation n'obtenait pas un résultat satisfaisant, la cystotomie ou section de la prostate et du col resterait comme une des dernières ressources de la chirurgie.

La cystotomie combinée à la dilatation serait encore un des derniers degrés dans la marche ascendante de l'intervention dont l'*ultima ratio* serait la canule à demeure et la fistule permanente.

Si, pour des raisons qu'il croit suffisantes, le chirurgien se décide à pratiquer la cystotomie, quel serait le procédé de taille qu'il faudrait choisir?

La taille médiane est celle qui nous paraît préférable, elle est la moins sujette aux hémorrhagies.

La taille pararaphéale de Bouisson est celle qui réunit le mieux toutes les conditions de succès dans une semblable opération. Si on la choisit, il faut faire une section complète de toutes les fibres. Faute de remplir entièrement cette indication on a eu des insuccès à regretter. L'insuffisance de section a été signalée par Weir, dans le compte-rendu général qu'il donne sur l'opération de la cystotomie, et on a été obligé de revenir une seconde fois à la section. C'est aussi la pensée qui vient à l'esprit, en lisant l'observation du service de M. Ollier; l'insuccès, dans ce cas, ne pourrait-il pas être imputé à l'insuffisance de la section?

La deuxième question qu'il s'agit de résoudre dans les indications et les contre-indications de la cystite, c'est de savoir quand il ne faut pas opérer, ou bien, au contraire, quand on peut tenter l'opération comme suprême ressource non dans le but de guérir, mais pour soulager le malade de ses atroces souffrances.

Les contre-indications à une opération se tirent :

1º De l'état local ;

2º De l'état général.

Localement, il serait difficile de trouver une contre-indication absolue à toute opération ; tel procédé, par exemple, peut avoir des chances de succès, tel autre doit être complètement rejeté. D'une manière générale, dans les altérations pathologiques locales, la cystotomie est contre-indiquée, tandis que la dilatation pratiquée dans les limites où nous la proposons peut rendre de réels services.

Si nous examinons à part les parties des organes génito-urinaires les plus souvent atteintes, la proposition que nous venons d'énoncer ressort avec évidence.

La prostate, par exemple, peut être hypertrophiée ; elle peut être le siège de néoplasmes divers, tubercules ou cancer ; il peut y avoir une prostatite simple.

Dans la plupart de ces cas, une section ne ferait qu'augmenter l'inflammation déjà existante ou activer la production des éléments néoplasiques.

La dilatation, quoique pratiquée dans des conditions défavorables, serait plus avantageuse.

Le traumatisme est moins grand, on n'ouvre pas des foyers tuberculeux ou cancéreux, et l'on ménage beaucoup mieux la prostate par une simple boutonnière pratiquée en dehors d'elle que par une section qui l'intéresse tout entière.

Si la vessie est le siège de varices, d'hémorroïdes, de tumeurs de nature diverse, on s'expose, par la cystotomie, à des hémorrhagies redoutables ; on agit en aveugles ; tandis que, par la dilatation, on peut, comme le fait Simon, explorer la vessie avec le doigt, déterminer la présence, le siège et quelquefois l'étendue de la tumeur.

Cet examen indiquera au chirurgien la conduite à tenir et le mettra en garde contre les dangers qui pourraient résulter d'un diagnostic incomplet. S'il est quelquefois des indications qui permettent l'emploi de certains procédés à l'exclusion d'autres, on trouve par contre des affections de la vessie caractérisées par une débilité générale excessive et par une profonde cachexie, c'est en présence de ces cas que se pose nettement la question :

Faut-il oui ou non opérer ?

Cette question de la plus haute importance est quel-quefois si difficile à résoudre, que bien souvent il vaut encore mieux se borner à une sage *expectation*.

Les contre-indications se tirent de l'examen de l'état général du sujet.

Le premier point à examiner est celui de savoir s'il a des lésions rénales.

Faut-il opérer un sujet qui a le rein chirurgical, c'est-à-dire qui a une inflammation provenant de la vessie ?

Si le pus provient des reins, toute opération doit être laissée de côté, car l'intervention qui semblerait la plus innocente, amènerait les suites les plus graves ; l'aggravation des lésions locales produirait infaillible-ment une urémie mortelle.

Chez un tuberculeux dont les lésions sont avancées, il y a contre-indication comme d'ailleurs pour toute opération.

La même règle peut être appliquée chez les cancé-reux.

Outre la cachexie produite par les deux diathèses que nous venons de nommer, il est une forme de cachexie spéciale aux maladies des voies génito-urinaires; elle est caractérisée par une dyspepsie opiniâtre, une fièvre hec-tique à caractère intermittent, des accès urémiques de différentes formes, un teint plombé et terreux comme les cirrhotiques, et de l'œdème plus ou moins généralisé.

Si ces malades en sont arrivés aux dernières limites de la cachexie, il vaut mieux s'abstenir entièrement que d'opérer un moribond.

Si au contraire l'intoxication urineuse n'est pas très prononcée, il peut se faire que cette opération exempte d'hémorrhagie procure quelques avantages au malade.

En admettant même que tout espoir de guérison soit à jamais perdu, et que le calme procuré au malade ne soit que de quelques jours ou de quelques semaines, elle aura toujours l'avantage d'annuler ou de calmer les souffrances, l'urine s'écoulera sans douleur et les derniers jours du malade seront sinon prolongés, du moins considérablement adoucis.

CHAPITRE IV

DU MANUEL OPÉRATOIRE

L'opération que nous proposons pour la guérison des cystites avec spasmes, a été faite bien des fois dans un autre but, celui d'extraire des calculs. Son histoire se confond avec celle du haut appareil dont elle suit toutes les transformations successives. Après Jean des Romains, Marianus et les Collot, d'autres chirurgiens s'emparent de la question.

En 1843, Bresciani di Borsa propose la taille urétrale ou membraneuse.

En 1854, Allarton, chirurgien de Birmingham, dans une brochure, dédiée à ses collègues de Sydenham collège, décrit un procédé qui n'est autre que la lithotritie périnéale actuelle.

Cette brochure eut beaucoup de retentissement en

Angleterre ; Allarton, sur cent trente-neuf opérations par son procédé, ne perdit que treize malades ; mais il faut remarquer, dit Le Fort, que la taille a surtout été faite pour les petits calculs. Cette remarque de Le Fort veut dire implicitement que le danger dans la taille est en raison directe de la grosseur du calcul, *a fortiori*, le danger sera-t-il encore bien moindre dans notre opération où il n'y a pas de calcul à extraire.

Bouisson, en 1845, Gross, vers la même époque, pratiquent la lithotritie périnéale avec des succès divers.

En 1862, Collis, de Dublin, dans une revue des progrès de la chirurgie pendant la dernière décade 1850-1860, insérée dans le *Dublin quarterly journal*, rend compte (vol. XXXIII, page 421) de la méthode publiée par Allarton, en 1854, et l'approuve complètement.

Elle est adoptée en Angleterre par beaucoup de chirurgiens, parmi lesquels on peut citer Teale, Ward, Holl, Hirton.

Collis examine ensuite la valeur de la dilatation et fait observer, avec juste raison, que si elle est accidentellement menée assez loin pour déchirer le tissu de la prostate, cette séparation des fibres de la glande peut avoir lieu sans aucune déchirure de la muqueuse, et qu'on évite ainsi le danger si grand de l'infiltration d'urine.

Toutes les transformations successives du procédé opératoire aboutissent, en fin de compte, à l'opération de Dolbeau, qui, en 1864, indique sa méthode particulière :

Il ouvre la région membraneuse, dilate le col de la

vessie, au moyen de son dilatateur, instrument très ingénieux, puis, le col dilaté, il introduit un lithotriteur.

C'est le premier temps de cette opération que nous voulons apporter au traitement de la cystite chronique du col, en y apportant les légères modifications nécessaires au but que nous nous proposons.

L'opération peut se diviser en deux temps :

1° La boutonnière ou incision ;

2° La dilatation.

Incision.

Le sujet étant placé dans la position ordinaire pour l'opération de la taille, on peut faire :

A. — L'incision longitudinale (Amussat).

La verge et les bourses sont relevées ; on pratique sur le raphé périnéal une incision de 5 à 6 millimètres, se terminant à 15 millimètres en avant de l'anus. Couche par couche, on met le bulbe de l'urètre à découvert, on écarte les lèvres avec des érignes. L'urètre est ouvert en arrière du bulbe sur une étendue de 1 à 2 centimètres.

B. — L'incision transversale (Demarquay).

Elle serait à employer de préférence si l'on voulait établir temporairement une fistule.

Le doigt est placé dans le rectum vidé, on fait une incision courbe à 15 millimètres en avant de l'anus, on met le bulbe à découvert, on l'écarte et on cherche le bec de la prostate. On ouvre le canal en avant de ce point dans une étendue de un centimètre.

L'incision a été faite le plus souvent au bistouri, et donnait lieu quelquefois à d'assez graves hémorrhagies; aussi, depuis l'invention du thermo-cautère, quelques opérateurs se servent plutôt de cette méthode pour éviter cet accident.

Le professeur Verneuil (*Bullet. soc. chirurg.*, 1880, page 191) a été frappé des avantages que lui a offerts l'emploi du thermo - cautère dans deux urétrotomies externes.

Il n'y a pas eu d'escharres sur les lèvres de l'incision, et, au bout de trois ou quatre jours, les malades avaient des plaies rouges, bourgeonnantes, superbes.

Verneuil croit que les sections avec le fer rouge sont plus innocentes que celles que l'on fait avec le bistouri. Mais le point sur lequel il veut insister particulièrement, c'est que l'urétrotomie externe avec le thermo-cautère est un procédé beaucoup plus facile.

Anger publie (*Bull. soc. de ch.*, 1877, t. III, p. 484-493) une remarquable observation de taille médiane pratiquée avec le thermo-cautère sur un homme de quarante-six ans, épuisé par la souffrance et paralytique.

Extraction de calculs, incision couche par couche de tous les plans du périnée, urètre ouvert au bistouri : pas de sang. Trente jours après, guérison complète.

Montrose Pallen (*American journal of obstetrics*, v. XI, page 269 ; New-York, 1878) pratique la fistule vésico-vaginale (pour guérir les cystites) au moyen du thermo-cautère chauffé au rouge.

La plaie faite par le thermo-cautère est moins sujette à l'infiltration et à l'absorption urineuse.

Le trajet est plus direct, plus béant.

L'escharrification des parois des plaies est évitée en ne promenant pas trop lentement sur les tissus et en chauffant au rouge blanc.

L'emploi du thermo-cautère est devenu d'un usage banal, et il n'est plus besoin d'en énumérer les avantages et la commodité.

L'incision des téguments ainsi faite sur le cathéter, on ponctionne aussi le canal avec le thermo-cautère au rouge, et cela dans une étendue de 5 à 6 millimètres, après avoir eu soin de relever le bulbe.

On introduit alors dans la portion membraneuse du canal le dilatateur dont on veut faire usage. Ce dilatateur est conduit sur une sonde cannelée qui pénètre avec la plus grande facilité dans la vessie.

DILATATION

Le second temps, le temps principal de l'opération auquel le premier n'est qu'une préparation, c'est la dilatation du col de la vessie.

Déjà Collot y attachait une grande importance, et attribue les accidents qui suivaient les tailles, par le grand appareil, au peu de précautions que l'on prenait dans l'exécution de ce temps opératoire.

Une foule de procédés et d'instruments viennent tour à tour remplacer les dilatateurs primitifs.

En 1727, Douglas fait la dilatation avec la gentiane.

En 1819, A. Cooper se sert du dilatateur à eau d'Arnott, et retire un calcul par une fistule périnéale.

Bresciani di Borsa dilate avec le doigt.

Le dilatateur de Dolbeau est celui auquel nous donnons la préférence dans notre opération.

Il est composé de six valves qu'un mécanisme écarte, mais en conservant à peu près leur parallélisme.

Les autres instruments sont :

1° Le dilatateur de Demarquay ;

2° Le dilatateur de Guyon ;

3° Le dilatateur de Weiss, qui ressemble beaucoup au dilatateur anal d'Ambroise Paré ;

4° La canule à dilatation du rectum.

Avec l'instrument de Dolbeau, on obtient une dilatation circulaire, en rapport exact avec la dilatabilité normale du col vésical. La dilatation ne porte pas seulement sur le col de la vessie, mais sur toutes les parties molles du périnée, depuis la peau jusqu'à la muqueuse. Il produit par refoulement des tissus, et non par incision, un véritable canal périnéal, régulier, cylindrique, limité par les parois distendues de l'urètre et du col.

Ceci apparaissait avec la dernière évidence sur la coupe d'un sujet congelé, et préalablement opéré par Dolbeau à l'amphithéâtre des hôpitaux.

Ce chirurgien veut que la dilatation faite d'avant en arrière n'ouvre que de proche en proche la voie aux instruments ; mais, dit Le Fort, le dilatateur exerce alors son action par ses pointes, et peut blesser les tissus. Il est préférable de le pousser lentement jusque dans la vessie, et de ne l'ouvrir que lorsque la pointe est libre

dans la cavité vésicale. Il dilate alors le col par la portion médiane de ses lames.

Allarton (Malgaigne, 645) expose ainsi les avantages
de cette opération :

« Impossibilité de manquer la vessie ; incision plus
« petite que dans la taille latérale. »

« Intégrité du col de la vessie ; faible perte de sang.
« Simple dilatation de la prostate substituée à l'inci-
« sion, brièveté de la distance entre l'ouverture exté-
« rieure et l'intérieur de la vessie. Nettoyage facile et
« complet de cet organe. Absence de tout danger d'in-
« filtration d'urine. Eloignement de toute chance d'in-
« fection par suite de l'intégrité des muscles et des
« vaisseaux. Absence du danger de blesser le rectum.
« Guérison rapide, possibilité pour le malade de se
« lever le lendemain. Grande facilité avec laquelle
« l'opération peut être faite par tout praticien d'un
« talent et d'une adresse ordinaires. »

Tous ces avantages dont Allarton vient de vous faire
l'émunération, seront encore augmentés quand il ne
s'agira plus d'enlever des calculs.

L'instrument dilatateur trouvé, il nous reste une
importante question à résoudre, c'est de savoir, jusqu'à
quel point on peut pousser la dilatation de la région
prostatique et du col sans léser les organes importants.

Deschamps avait fait ces expériences. Dolbeau pratiqua l'opération un grand nombre de fois et sur le cadavre et dans des tailles. Il nous apprend que la dilatation
du col de la vessie chez l'homme peut être portée circu-
lairement jusqu'à deux centimètres de diamètre sans
aucune déchirure, ni aucune lésion. C'est aussi l'o-
pinion de Tillaux et de Sappey.

Nous avons fait nous-même ces expériences à l'amphithéâtre de l'Hôtel-Dieu, sur 13 cadavres que l'obligeance de MM. les chefs de service a bien voulu mettre à notre disposition.

Nous avons pratiqué la dilatation avec des instruments divers et nous l'avons poussée dans plusieurs cas à des limites extrêmes, afin de nous rendre compte des lésions qui pourraient survenir.

Comme il est facile de le comprendre, les résultats immédiats de la dilatation sont entièrement différents, suivant le degré même de la dilatation. Connaissant les résultats des expériences de Dolbeau, de Tillaux, de Sappey, nous avons commencé par la dilatation à deux centimètres et demi.

EXPÉRIENCE I

Homme de quarante-trois ans, mort phth'sique.

Incision sur le raphé médian, dissection du bulbe de l'urètre qu'on recline légèrement, ponction du canal sur le cathéter cannelé.

Dilatation d'abord avec le doigt, puis avec la canule anale en caoutchouc jusqu'à 25 millimètres.

A l'examen de la pièce, vessie déjà macérée et friable, deux jours de présence à l'amphithéâtre.

Légère déchirure sur le côté gauche du veru-montanum, entamant un peu la prostate, col intact.

EXPÉRIENCE II

Homme de trente-sept ans, mort de lésions cérébrales, très-fort, très-musclé.

Incision transverse à un travers de doigt de l'orifice anal, ponction du canal sur le cathéter cannelé.

Dilatation avec le dilatateur anal d'Ambroise Paré, dont on a préalablement gradué la dilatation, en mesurant le diamètre donné par un certain nombre de tours de vis. On pousse la dilatation à 25 millimètres.

A l'examen, légère dilatation variqueuse de toutes les veinules sous-muqueuses. Vascularisation fine et serrée, s'étendant en rayonnant sur tout le pourtour de l'orifice. Hypertrophie des glandules signalées par Cornil et Ranvier, type de congestion inflammatoire limitée au col, déchirure de 7 à 8 millimètres sur le côté gauche du veru-montanum. Col respecté.

EXPÉRIENCE III

Homme de cinquante-trois ans, hypertrophie du cœur ; anasarque.

Incision, dilatation et instrument comme dans le cas précédent.

A l'examen de la pièce anatomique, vessie à hypertrophie concentrique, à cellules, cystite du corps. Prostate grosse.

Légère déchirure sur le côté droit du veru-montanum de 6 à 7 millimètres. Col intact, muqueuse à peine excoriée.

EXPÉRIENCE IV

Homme de soixante-deux ans, cardiaque ; anasarque.

Incision, dilatation, et *résultats* comme dans l'expérience précédente.

La dilatation à 25 milimètres faite d'une façon lente et graduée est entièrement inoffensive, la muqueuse est à peine légèrement excoriée, les déchirures constatées sur les côtés du vérumontanum n'ont aucune importance, car elles se trouvent en dehors des canaux éjaculateurs, elles ne sont que la continuation de l'incision faite pour l'introduction du dilatateur. La dilatation à 25 milimètres est suffisante pour le but que nous nous proposons, car le sphincter subit une extension qui sans être excessive, dépasse cependant un peu les limites physiologiques. L'écoulement de l'urine et des autres produits pathologiques se fait facilement et l'on peut même se rendre compte de ce qui se passe dans la vessie, soit avec le doigt, soit de visu.

Bien renseigné par ces quatre expériences de dilatation à 25 millimètres, nous poussons jusqu'à 30 millimètres.

EXPÉRIENCE V

Homme de 53 ans, mort de méningite tuberculeuse.

Incision transverse. Ponction de l'urètre au point de réunion de la portion membraneuse et de la portion prostatique. La *dilatation* avec l'instrument d'Ambroise Paré est poussée à trois centimètres.

La pièce anatomique est détachée du cadavre.

Le cul-de-sac recto-vésical n'offre aucune altération.

La portion prostatique est distendue sans déchirures, la muqueuse est légèrement dissociée par places. Peut-être dans ce cas, l'incision d'une portion de la région prostatique a-t-elle favorisé la dilatation ?

En tout cas, le col n'est ni rompu, ni déchiré, aucune attrition, la plaie est de moyenne taille et n'offrirait que peu de surface à l'infiltration urinaire.

EXPÉRIENCE VI

Homme de 30 ans, mort phthisique.

Incision médiane. L'extrémité postérieure du bulbe est reclinée, la boutonnière est parfaitement située dans la région membraneuse.

On pousse la dilatation à trois centimètres avec le dilatateur d'Ambroise Paré.

A l'examen, cul-de-sac recto-vésical intact, déchirure sur le côté droit du veru-montanum, muqueuse légèrement contuse, tissus sous-muqueux sains. Le sphincter n'a cédé nulle part.

EXPÉRIENCE VII

Homme de 33 ans, phthisique (identique à la précédente).

EXPÉRIENCE VIII

Homme de 53 ans, tuberculose généralisée, cystite chronique purulente, entérite purulente du côté droit, bassinets convertis en poches purulentes, pièce présentée au cours du 16 mai 1882.

Incision médiane.

Dilatation à 3 centimètres, déchirure de la région prostatique sur le côté gauche, mais n'allant pas jusqu'au col malgré l'état de friabilité de la vessie.

EXPÉRIENCE IX

Homme de 23 ans, phthisique.

Incision médiane, prolongée sur le bec de la prostate.

Dilatation, à trois centimètres avec le dilatateur d'Ambroise Paré et la canule en gomme pour les rétrécissements du rectum.

A l'examen, déchirure de la portion prostatique, mais non sur le milieu de la prostate. Sa direction ne suit pas l'incision primitive, elle se dirige obliquement sur les côtés du veru-montanum.

Les désordres occasionnés par une dilatation poussée à trois centimètres sont très légers. Ils se réduisent à une déchirure la plupart du temps sans importance et située dans la portion la plus faible de la région prostatique, c'est-à-dire, en haut ou sur les côtés.

Nous pensons qu'il serait dangereux de pousser la dilatation au-delà de 25 millimètres ou de 30 au maximum.

Nous avons cependant voulu expérimenter jusqu'à 4 centimètres et sur quatre sujets. Après l'*incision médiane,* la *dilatation* poussée à 4 centimètres avec les instruments de Dolbeau ou d'Ambroise Paré, nous avons constaté les résultats suivants :

La muqueuse sur certaints points était légèrement éraillée et dissociée. Attrition superficielle. Le sphincter n'est pas déchiré, mais il est dilaté et reste béant ; le cul-de-sac recto-vésical est intact.

Les déchirures qui existent toujours se prolongent du côté du col, sans cependant l'atteindre.

A ce degré la dilatation pourrait produire des lésions sérieuses et nous sommes loin de l'encourager.

Ces expériences cadavériques nous ont permis d'arriver aux conclusions suivantes :

1° L'incision médiane ou transverse nous conduit facilement sur le cathéter, et, par son intermédiaire, on arrive dans la vessie sans fausse route d'aucune sorte.

2° Il est difficile, sans relever ou écarter le bulbe, d'introduire un instrument du volume d'un dilatateur jusqu'au col, sans léser le bec de la prostate.

3° La prostate, lorsque la dilatation est poussée un peu loin, se déchire parallèlement au canal.

4° La déchirure ne porte jamais sur la ligne médiane, mais sur un des côtés du veru-montanum et laisse ainsi les canaux éjaculateurs intacts.

5° La déchirure ne s'est jamais prolongée jusqu'au col de la vessie, et n'a jamais franchi la loge prostatique, même dans la dilatation à quatre centimètres.

6° La muqueuse du col est très peu contusionnée.

7° Par la boutonnière ainsi dilatée, on arrive facilement dans l'intérieur de la vessie pour la nettoyer ou y porter des applications topiques.

8° Le cul-de-sac recto-vésical ne subit aucune lésion.

9° Les parois de la vessie n'ont jamais été contusionnées ou déchirées par nos instruments, même les plus volumineux.

CHAPITRE V

Nous avons essayé dans tout le cours de notre travail de démontrer la supériorité de la dilatation telle que nous la proposons sur les autres méthodes de traitement opératoire. Les résultats, si l'on s'en rapporte à ce qui se passe chez la femme, seront certainement meilleurs que ceux donnés par la cystotomie. Cependant, notre procédé n'est point entièrement à l'abri des causes d'insuccès, et il est de notre devoir de nous poser à nous-même les objections qui peuvent y être faites. Nous ne les réfuterons pas toutes ; nos juges en trouveront certainement que nous n'avons pas pu prévoir, peut-être aussi l'expérience clinique viendra-t-elle démentir certaines de nos assertions. En tout cas, nous faisons notre possible en réunissant toutes les objections que nous avons pu trouver. Les accidents qui peuvent accompagner ou être la conséquence de notre procédé opératoire sont les mêmes que ceux de la lithotritie périnéale de Dolbeau, avec la différence très grande cependant que le temps le plus périlleux de l'opération de Dolbeau est supprimé dans la nôtre, et que nous abaissons ainsi beaucoup le chiffre de la mortalité.

Nous allons passer en revue les accidents de la taille périnéale et examiner ceux qui peuvent survenir dans notre opération, ainsi que les moyens de les éviter.

Ces accidents de la taille périnéale sont :

1° Primitifs ;

2° Consécutifs.

A. — Accidents primitifs.

Les accidents primitifs sont ceux qui accompagnent ou suivent directement l'opération.

Ce sont :

1° *Les syncopes, convulsions.* — Ces accidents sont à peu près inconnus depuis le chloroforme. Dolbeau n'endormait pas, sous prétexte qu'on pouvait pincer les tuniques de la vessie et que la sensibilité du malade était nécessaire pour prévenir cet accident.

Il est à remarquer qu'il est seul de son avis.

2° *Les fausses routes* sont surtout fréquentes chez les enfants. Mais on évite facilement ce genre d'accidents avec de la prudence et un peu d'habileté. Il ne faut pas négliger, avant de commencer la taille, de percevoir avec le cathéter le contact de la pierre.

Si la vessie est molle, friable, mince, on peut la perforer avec le cathéter, les tenettes, etc., d'où péritonite.

Ce temps de l'opération mérite la plus grande attention.

Dans notre opération, nous sommes privé du renseignement fourni par le choc de la pierre. Aussi pour se mettre à l'abri des accidents cités plus haut, il ne faut jamais dilater à sec, mais pousser au préalable une injection dans la vessie.

Si le dilatateur est bien dans le col, il s'échappera du liquide autour de lui.

3° *Les hémorrhagies primitives* ont souvent vivement impressionné les opérateurs. Beym leur attribue le quart des insuccès. Dans notre opération, la section périnéale est faite au thermo-cautére au rouge cerise et l'accident est ainsi prévenu.

La prostate n'est ni dépassée, ni incisée. Il se produit tout au plus de légères déchirures. Nous ne pouvons donc pas avoir d'hémorrhagies comme dans la taille. Les plaies contuses, les déchirures ne saignent pas.

Si contre toute prévision et par un hasard malheureux, une hémorrhagie se produisait, on aurait recours aux moyens en usage en pareil cas, ligature, froid, vessie de glace, courant d'eau glacée sur le périnée. Injection hémostatique, tamponnement. Canule à chemise de Dupuytren, canule de M. Ollier avec ampoule compressive de caoutchouc, sonde de gomme élastique, sonde Guyon enveloppée d'un large sac de caoutchouc qu'on injecte d'eau. Tampon de caoutchouc gonflé avec de l'air de Buckston Brown recommandé par Thompson. Quelquefois, malgré ces moyens, il y a hémorrhagie interne par la muqueuse déchirée.

Alors, froid à l'intérieur, glace, astringents internes.

4° *Les blessures et déchirures* de la vessie ne sont qu'à l'état d'hypothèses dans notre opération.

5° *Les déchirures du col et de la prostate* ont lieu si le calcul est trop gros ou mal pris. Il survient alors des clapiers, des phlébites, de l'infection purulente.

En faisant des débridements multiples ou successifs, on évitera les tractions violentes et meurtrières.

Notre dilatation en deçà de 30 millimètres ne déchire ni le col, ni la prostate.

6° *L'ablation d'une portion de prostate*, si les lobes sont hypertrophiés, n'a pas de gravité. Mieux vaut, si l'on voit ces tumeurs, les enlever d'un coup de ciseaux. Dans notre opération, rien ne se fait en aveugle. Si le toucher digital de la région du col, nous démontre l'existence d'une hypertrophie saillante de la prostate, ou d'une tumeur opérable, nous proposons de procéder méthodiquement à leur ablation, soit avec des ciseaux, soit avec une pince à dents, comme on le ferait pour les amygdales.

L'ablation de ces tumeurs qui entretiennent le spasme et la cystite rentre absolument dans notre programme de curation des cystites rebelles.

7° *L'ouverture du rectum* peut avoir lieu si l'on n'a pas soin de suivre la marche du bistouri avec le doigt dans le rectum. Cet accident peut encore arriver en faisant la section de la prostate avec le lithotome. Linhart dit que cet accident arrive au moment où l'on divise la portion membraneuse de l'urètre déprimé par le cathéter cannelé ; car l'intestin embrasse alors le conduit urétral comme une gouttière.

En faisant bien la section sur la ligne médiane, on évitera cet accident, rare du reste.

Thompson n'a blessé le rectum que quatre fois. Dans

notre opération, cet accident est peu à redouter, puisqu'on ne se sert pas du lithotome et qu'on incise sur la ligne médiane. Nous ne pouvons faire que la région ne présente ses dangers particuliers.

Les connaître est le meilleur moyen de prendre les précautions pour les éviter.

Enfin, même en mettant les choses au pire, on admettra que les accidents ne sont pas plus graves qu'après la taille.

B. ACCIDENTS CONSÉCUTIFS

Examinons maintenant les accidents qu'on a signalés comme consécutifs aux tailles périnéales :

1º *Le choc opératoire* n'a rien de spécial à la taille, l'épuisement nerveux peut survenir dans toute opération.

2º *Les accès pernicieux* peuvent se rencontrer dans tuute opération qui met l'urine en contact avec des surfaces saignantes. L'opéré est ainsi exposé à l'intoxication urineuse. En nous servant du thermo-cautère, nous supprimons la surface saignante capable d'absorber l'urine, et partant toute possibilité d'accès pernicieux.

3º *L'ecchymose du scrotum* survient quand on blesse le bulbe. L'incision médiane ou transversale faite au thermo-cautère prévient cet accident.

4º *Les hémorrhagies secondaires* ont lieu du septième au quinzième jour. Thompson n'a vu que trois décès par cette cause dans la taille. La boutonnière périnéale faite au thermo-cautère n'y expose pas.

5º *Les lésions du rectum* sont rares dans la taille, elles pourraient encore plus difficilement se produire avec une simple boutonnière.

6º *La rétention d'urine* est une objection plus sérieuse et qui mérite d'être étudiée. Elle a lieu par obstruction de la plaie ou du tube périnéal. C'est là un accident très-léger qu'il suffit de surveiller et de prévenir. Après la lithotritie périnéale où le sphincter vésical dilaté conserve presque toujours son action, la rétention n'est pas rare. Le cathétérisme par l'urètre, à l'aide d'une sonde molle, doit être immédiatement pratiqué et renouvelé aussi souvent qu'il est nécessaire (Chauvel). Dans notre opération, nous prévenons cet accident, en dilatant le col jusqu'à rupture des fibres du sphincter, c'est-à-dire en portant la dilatation jusqu'à 2 centimètres 1/2. Nous prévenons aussi la rétention, en cautérisant les lèvres de la plaie pour empêcher leur fermeture trop rapide, en laissant un drain en caoutchouc rouge dans le trajet vésico-périnéal.

C'est plutôt la fistule persistante ou l'incontinence que nous avons à craindre.

7º *L'orchite, l'épididymite* est un accident dû aux froissements par la pierre des embouchures des canaux éjaculateurs ou à leur division dans la section de la prostate.

Dans notre opération, nous n'avons rien de semblable à craindre, puisque nous ne coupons pas la prostate et que le sphincter vésical se rompt dans sa partie supérieure.

8º *L'incrustation de la plaie* peut se faire par des dépôts phosphatiques, par de fausses membranes fibrineuses. La cause est la violence de la cystite, la décomposition ammoniacale des urines.

Pour prévenir cet accident ou en atténuer les suites, nous avons les lavages antiseptiques, les courants continus d'eau chargée de principes modificateurs. On détache les incrustations avec les doigts ou avec des tenettes.

La boutonnière périnéale est encore ici le meilleur moyen pour déterger et modifier la vessie enflammée.

9° *Les fistules persistantes* sont une infirmité malheureusement trop fréquente qui suit toutes les méthodes de tailles, mais se montre plus souvent dans celles qui laissent un long trajet.

Dolbeau sur cinq tailles prérectales a eu quatre fistules permanentes. Il n'y a réellement fistule qu'à partir du sixième ou septième mois. On peut en obtenir la guérison par divers moyens : cautérisation, compression.

Dans certains cas, les désordres de la région prostique et du col sont tellement profonds que la fistule résiste à tous les traitements. C'est la crainte de cette infirmité dégoûtante qui a conduit Malley à abandonner l'emploi du cautère galvanique dans l'opération.

Dans deux cas, la guérison avait exigé plusieurs mois. Il en serait peut-être de même du thermo-cautère si l'on voulait s'en servir pour diviser la prostate et le col vésical. Nous ne nous servons du thermo-cautère que pour inciser le périnée et arriver à l'urètre. Nous divisons la prostate et le col avec le bistouri et non avec le thermo-cautère. On pourrait cependant faire l'incision de l'urètre lui-même avec cet instrument porté au rouge cerise.

Nous dilatons les parties à vingt ou vingt-cinq millimètres. On ne détermine ainsi aucun désordre dàns la
prostate ni sur le col vésical.

Dolbeau avait expérimenté en se servant de ses deux
modèles de dilatateurs n° 1 et n° 2. Nous n'avons donc
pas à redouter les fistules permanentes comme après les
tailles.

D'un autre côté, ce danger est moins à craindre dans
notre opération parce que nous ne la proposons que
lorsqu'il y a spasme intolérable et rebelle. Or, en pareil
cas, le sphincter vésical est hypertrophié. Nous avons
plutôt à craindre qu'il ne reprenne trop tôt ses fonctions.

Enfin, si contre toute prévision, il restait une fistule,
cet.état serait encore préférable à l'état antérieur, aux
douleurs atroces, incessantes, qui rendaient la vie insupportable au malade.

N'a-t-on pas volontairement établi des fistules comme
moyen de guérison en pareille circonstance ?

10° *L'incontinence d'urine* est un accident assez fréquent à la suite des déchirures, des dilacérations du col
et de la prostate qui accompagnent l'extraction violente
de gros calculs. Dans la taille, on prévient l'incontinence, en faisant de larges incisions (Thompson) en pratiquant le broiement des calculs, autrement dit la lithotritie périnéale, en faisant des débridements. multiples.

On peut faire ici les mêmes réflexions qu'au sujet des
fistules. La dilatation faite méthodiquement en deçà de
trois centimètres de diamètre n'amènera aucune incontinence. Mais existât-elle, l'état ne sera pas pire [qu'auparavant. Ce sera un soulagement, une amélioration,

une guérison relative de souffrances inénarrables qui faisaient souhaiter la mort au patient.

11° *L'impuissance, la stérilité* est assez commune, au dire de Ledran, après le grand appareil. Aujourd'hui, on peut dire que ces conséquences sont rares, après une cystotomie régulière.

L'impuissance et la stérilité sont bien plus à craindre à la suite des contusions, déchirures, dilacérations de la portion prostatique de l'urètre, qui suivent l'extraction violente de calculs volumineux. On peut se demander si les manœuvres répétées de la lithotritie périnéale n'y exposent pas plus que les incisions nettes du bistouri et du lithotome caché.

En restant dans les limites de vingt à vingt-cinq millimètres, on n'a pas de désordres. Si on les dépasse, mais en employant le dilatateur à trois branches d'Ambroise Paré, il y a rupture, déchirure de la région prostatique, le plus souvent sur les côtés du veru-montanum, en dehors de l'abouchement des canaux éjaculateurs. Nous n'avons jamais vu de solution de continuité sur la ligne médiane, traversant l'utricule prostatique.

12° *L'infiltration urineuse* est très rare aujourd'hui qu'on fait des incisions moins grandes et qu'on place un tube dans le trajet périnéo-vésical. Dolbeau, dont nous reproduisons le premier temps de la taille périnéale, signale à peine cet accident. On accuse les incisions trop étendues qui dépassent la prostate.

Notre incision ne touche pas à la prostate, et, en incisant les tissus du périnée avec le fer rouge, nous opposons une barrière à l'infiltration. En ne dilacérant pas la glande, nous n'avons pas non plus d'infiltration à redouter.

En deçà de vingt-cinq millimètres, la dilatation ne rompt ni la prostate ni la muqueuse.

Au-delà, avec le dilatateur à trois branches, il y a rupture de la muqueuse. La paroi antérieure de la portion prostatique et du col se rompt seule, parfois, dans une petite étendue.

On accordera que des solutions de continuité placées en haut, ne favorisent pas l'infiltration, car les liquides cherchent à s'écouler par les parties déclives.

Donc, même avec des dilacérations, l'infiltration ne sera pas à craindre dans les dilatations brusques extrêmes.

13° *La cellulite pelvienne* est l'inflammation suppurative et parfois gangréneuse du tissu cellulaire périvésical. D'après Thompson, sa cause principale est un traumatisme mécanique survenu pendant l'extraction de la pierre, surtout lorsque la plaie est trop étroite.

La dilatation forcée du col, les tractions exercées sur la vessie, déchirent le col et amènent son inflammation qui se propage facilement au péritoine.

Si l'on veut dilater rapidement le col, on le déchire et avec lui le tissu cellulaire ambiant riche en sinus veineux : De là des phlegmons, des abcès ou, pour mieux dire, des phlébites de l'excavation pelvienne. Souvent les tenettes sont plus dangereuses que le bistouri.

Mêmes réflexions que pour les infiltrations qui produisent aussi la cellulite.

Celle-ci a plusieurs causes :

1° Les contusions, déchirures, attrition du col et de la prostate.

2° Les infiltrations d'urine.

3° Les désordres locaux , inflammations antérieures étendues et état général mauvais.

La dilatation n'a pas à endosser la responsabilité de ce troisième ordre de causes.

Nous avons déjà répondu qu'en faisant la dilatation dans de certaines limites ou avec un instrument à trois branches, les deux premières causes étaient écartées.

14° *La cystite*. — Peut survenir quand les manœuvres se prolongent, quand il y a contusion, déchirures de la muqueuse.

15° *La pyelo-néphrite*. — Si les reins et les bassinets sont déjà altérés par la maladie, notre opération ne fera pas que le rein ne soit pas malade avant elle. Elle pourra ne pas en procurer la guérison, mais en empêchant l'urine de continuer à stagner et à se corrompre dans la vessie, elle ne peut qu'exercer une influence favorable sur les complications rénales.

16° *L'urémie, l'empoisonnement septique* ont pu quelquefois se déclarer par suppression des fonctions du rein, et cela après la taille, mais alors les reins étaient fortement désorganisés avant l'opération.

Il y a là un aléa à courir. Il faut s'efforcer de diagnostiquer les lésions rénales, avant d'opérer, peser les contre indications rénales, se rappeler que l'anesthésie est grave chez les malades qui ont les reins altérés, à cause du défaut d'élimination par ces organes du chloroforme ou de l'éther et de la suppression subite de leurs fonctions.

Quant à l'empoisonnement par les urines absorbées au niveau de la plaie, celle-ci leur fournit un écoulement constant, permet de pousser des injections antiseptiques dans la vessie et enfin, la cautérisation au thermo-cautère s'oppose à l'absorption.

18° La *Phlébite* et l'*infection purulente*, sont rares, car Thompson ne trouve qu'une pyoémie sur 29 morts après la taille. Même réponse que pour cellulite, infiltration, etc.

19° *Hémorrhagies, épuisement.* Les hémorrhagies primitives sont rares dans la taille, nous ne pouvons en avoir en faisant la taille médiane ou l'incision prérectale avec le cautère Pasquelin. Les hémorrhagies consécutives à la taille sont rarement une cause de mort, pas plus que les primitives. Quelquefois elles sont liées à un état général mauvais qui amène l'épuisement et la mort des vieillards au bout de quelques semaines.

Dans notre opération, qui n'intéresse pas de vaisseaux, nous ne pouvons craindre normalement des accidents de ce genre.

RÉSUMÉ & CONCLUSIONS

De tout ce travail, il nous semble qu'on est légitime-
ment en droit de tirer les conclusions suivantes :

1° Le traitement opératoire devient la seule ressource
à laquelle on puisse recourir dans les cystites invétérées
qui ont résisté à tous les traitements ordinaires.

2° La dilatation par l'urètre, à laquelle on doit recourir
en premier lieu, réussit quelquefois à vaincre le spasme,
lorsqu'il siège particulièrement au col, lorsque l'inflammation est modérée, lorsque la cystite spasmodique ne
relève pas de causes telles que la présence d'une fissure
grave, d'un néoplasme ou d'un corps étranger.

3° La dilatation urétrale est souvent impuissante parce
que le diamètre de l'urètre empêche d'introduire des instruments capables d'exercer une distension suffisante
des parties de la région du col. Tous les instruments
imaginés sont du reste défectueux.

4° La taille employée chez l'homme, donne de bons
résultats ; mais chez la femme, la dilatation de l'urètre

et du col procure des résultats curatifs supérieurs, plus rapides et plus complets.

5· En pratiquant une boutonnière périnéale, puis en exerçant, à la faveur de cette boutonnière, une dilatation de la région de la prostate et du col, on est en droit d'espérer que cette méthode donnera chez l'homme des résultats aussi heureux que chez la femme.

6° En outre, la boutonnière périnéale suivie de la dilatation permettant d'introduire le doigt jusque dans la vessie, offre le moyen le plus sûr pour établir le diagnostic des causes souvent obscures et méconnues des cystites chroniques rebelles. Le toucher vésical ainsi pratiqué permettra de prendre, en temps opportun, les résolutions les plus aptes à conduire à la suppression des causes de la cystite. Enlèvement des tumeurs, des lobes hypertrophiés de la prostate, des calculs, cautérisation des parois ulcérées, des fissures qui recevront, du reste, par la dilatation,le traitement qui leur est le plus convenable.

7° La boutonnière périnéale suivie de la dilatation, à l'aide des différents dilatateurs en usage pour la lithotritie périnéale, est une opération qui, avec le thermocautère employé pour la section des parties molles, est à peu près entièrement inoffensive.

8° Faite d'une façon réglée et méthodique, la dilatation périnéale n'a pas, à proprement parler, de contre-indications locales. Il n'y a contre-indication que si l'état général est très-affaibli, si la mort est imminente. Les complications rénales ne sont pas une contre-indication, excepté dans leur phase ultime, car le repos et le nettoyage de la vessie ne peuvent que soulager les reins et leur être profitables.

9· La cystotomie, opération plus grave, et qui expose plus à l'infiltration d'urine, ne devra être employée que lorsque la dilatation périnéale aura échoué.

10° Chez la femme, la colpo-cystotomie ne nous semble devoir être acceptée que comme une ressource extrême.

On a choisi cette opération dans quelques cas, sous le prétexte que la dilatation laissait à sa suite une incontinence. Pour éviter cet accident qui se présente très rarement à la suite de la dilatation urétro-cervicale de la vessie, on est obligé d'établir une fistule vésico-vaginale pendant des mois et des années. Cet état de l'opérée est-il donc meilleur que celui des femmes qui conservent un certain degré d'incontinence après la dilatation, incontinence qui n'est, du reste, que temporaire ?

11° On pourra, dans les cas extrêmement rebelles, après avoir employé les moyens ci-dessus, combiner la taille avec la dilatation et établir une fistule temporaire qui sera maintenue béante à l'aide d'une sonde ou d'une canule à demeure.

TABLE DES MATIÈRES

www.ingramcontent.com/pod-product-compliance
Ingram Content Group UK Ltd.
Pitfield, Milton Keynes, MK11 3LW, UK
UKHW031841170726
13836UKWH00004B/1821